En Belgique, cet ouvrage a été publié dans le cadre du projet RAMPE (Réseau d'Aide en Médecine Palliative Extra muros) de la Société Scientifique de Médecine Générale.
Il est le fruit d'une formation étalée sur trois ans, pendant laquelle plus de six cent cinquante médecins généralistes ont participé, en groupes loco-régionaux, à une douzaine d'ateliers de soins palliatifs.

De nombreux collaborateurs nous ont aidés à sa réalisation, en particulier
Anne-Sophie AVALOSSE, Marc BOGAERT, Pierre BOITTE, Denise BORZEE, Dominique BOUCKENAERE, Marc BOUNITON, Bernadette CHOTEAU, Didier CLERBAUX, Laurence DANTOING, Yves DELFORGE, Nicole DELVAUX, Marianne DESMEDT, Jean-Claude DEVOGHEL, Bernadette DIEZ, Chantal DOYEN, Marie FRINGS, Danielle GASPAR, Véronique GRANDJEAN, Olivia HODY, Marie-Jeanne JACOB, Dominique JACQUEMIN, Michel JEHAES, Elisabeth LENOIR, Evelyne LENOIR, Jean-Marie MALOTEAUX, Michel MARION, Etienne MASQUELIER, Raymonde NOEL, Marie-Christine PAYEN, Bernard le POLAIN, Nathalie RAVEZ, Darius RAZAVI, Antonio SPOTO, Michel STROOBANT, Brigitte VAN BUNNEN, Chantal VAN DER MEERSCH, Jean-Paul VAN VOOREN, Serge VIDAL, Kris VISSERS, Léon WILMOTTE.

Ils sont éthiciens, infirmier(e)s, kinésithérapeutes, médecins, pharmaciens, philosophes, psychothérapeutes... Ils ont été sollicités comme experts pour différents ateliers, leur texte a servi de base à certains chapitres de cet ouvrage, et/ou ils ont accepté d'en faire une lecture critique. Leur aide nous a permis de vivre l'expérience d'une réelle interdisciplinarité, et nous voudrions qu'ils trouvent ici l'expression de notre profonde gratitude.

En France, ce livre a été relu et adapté par Donatien MALLET.
Daniel d'HÉROUVILLE en a écrit la préface.

Au-delà des frontières, Jean-Michel FOLON nous a fait la grande joie de nous confier une aquarelle pour la page de couverture : elle représente de manière simple et belle tout ce que nous avons tenté d'écrire...

Nous souhaitons que tous ces collaborateurs trouvent ici l'expression de notre profonde gratitude.

Toute reproduction d'un extrait quelconque de ce livre, par quelque procédé que ce soit, et notamment par photocopie ou microfilm, est strictement interdite.

Illustration de couverture : ©2001 Jean-Michel Folon

© Edité en Belgique par Weyrich Edition & Communication Sprl
6840 Neufchâteau - 061 27 94 30

Manuel de soins palliatifs à domicile

Aux sources de l'instant

Cécile BOLLY - Michel VANHALEWYN
Adaptation de Donatien Mallet

Préface de Daniel d'HÉROUVILLE

L'Harmattan	**L'Harmattan Hongrie**	**L'Harmattan Italia**
5-7, rue de l'École-Polytechnique	Hargita u. 3	Via Bava, 37
75005 Paris	1026 Budapest	10214 Torino
FRANCE	HONGRIE	ITALIE

© L'Harmattan, 2002
ISBN : 2-7475-3073-6

Table des matières

1re partie
Le contrôle des différents symptômes

- LA DOULEUR
  * douleur nociceptive 16
    . légère : non-opioïdes 16
    . moyenne : opioïdes faibles 17
    . sévère : opioïdes forts : la morphine 19
                               le fentanyl 25
  * les coanalgésiques : les AINS 28
                         les corticoïdes 28
                         les anxiolytiques 29
                         les antidépresseurs 30
                         les biphosphonates 31
  * cas particulier : la douleur osseuse 31
  * douleur neurogène 33

- LES SYMPTÔMES GASTRO-INTESTINAUX
  * les nausées et vomissements 40
  * l'occlusion intestinale et l'iléus 47
  * la dysphagie 52
  * le hoquet 54
  * la constipation 57
  * la diarrhée 62
  * le ténesme 64
  * l'ascite 65

- LES SYMPTÔMES RESPIRATOIRES
  * la dyspnée 68
  * la toux 80

- LES TROUBLES COGNITIFS, EMOTIONNELS, AFFECTIFS
  * l'agitation et la confusion 87
  * l'anxiété 93
  * la dépression 96
  * les insomnies 99

- LES TROUBLES NEUROLOGIQUES
  * les myoclonies 102
  * les métastases cérébrales 104

- LES SOINS DE BOUCHE. NUTRITION ET HYDRATATION
  * les soins de bouche 107
  * la nutrition : quand le patient mange encore 112
                 quand le patient n'a plus d'appétit 115
  * l'hydratation 121

- LES SYMPTÔMES GENITO-URINAIRES. LA SEXUALITE
    * l'irritation et les spasmes vésicaux 124
    * la dysurie et la rétention 127
    * l'incontinence urinaire 129
    * l'hématurie 131
    * les douleurs pelviennes 132
    * la sexualité en fin de vie 136

- LES PROBLEMES CUTANES. OEDEME ET LYMPHOEDEME
    * les escarres 138
    * le prurit 144
    * l'œdème et le lymphoedème 147

- LES URGENCES ET LES SITUATIONS PARTICULIERES
    * les situations de détresse 150
        * dyspnée aiguë 151
        * hémorragie cataclysmique 153
        * agitation extrême 153
    * les hémorragies 157
    * les convulsions 159
    * la compression médullaire 163
    * la carcinomatose méningée 165
    * l'hypercalcémie 167
    * la fièvre 169
    * la phase ultime 172
    * les situations particulières : 174
        . l'enfant en soins palliatifs 174
        . la personne âgée en soins palliatifs 175
        . le patient atteint d'une maladie neurologique 176
            . la maladie de Parkinson 176
            . la maladie d'Alzheimer 177
            . la sclérose en plaques 177
            . la sclérose latérale amyotrophique 178
        . le patient atteint de sida 179

2ᵉ partie
Pour aller plus loin

- QUELQUES GESTES TECHNIQUES
    * l'utilisation d'un pousse-seringue 183
    * la mise en place d'une sonde naso-gastrique 185
    * la réhydratation par hypodermoclyse 187
    * la ponction d'ascite 188
    * la ponction pleurale 190

- QUELQUES OUTILS QUI FAVORISENT L'INTERDISCIPLINARITE 193
    * le carnet de liaison 194
    * le téléphone et les réunions 194
    * les échelles d'évaluation des symptômes 195
    * le feuillet récapitulatif 199

- QUELQUES REPERES POUR UNE ECOUTE ACTIVE
  * le temps, espace de la rencontre 203
  * l'écoute sélective et l'écoute non sélective 204
  * la recherche de compréhension 204

- L'ANNONCE D'UN DIAGNOSTIC DIFFICILE, D'UNE MAUVAISE NOUVELLE
  * dans le cadre d'une relation d'écoute authentique 206
  * le dévoilement progressif de la vérité 206
  * quelques repères pratiques 207
  * des pièges à éviter 207

- L'ACCOMPAGNEMENT DES PROCHES
  * L'attention à leur vécu 210
      à leurs questions 211
      à leurs ressources 211
      à leurs limites 212
      au piège de la coalition niée 212

- LE TRAVAIL DE DEUIL
  * La dimension de la parole 214
      des émotions 215
      du temps 215

- LA SITUATION DU PATIENT DANS LES SOINS CONTINUS
  * Interface d'échanges interdisciplinaires 218

- LES GRILLES D'ANALYSE DE SITUATIONS EN ETHIQUE CLINIQUE
  * Importance d'une démarche basée sur
    . l'écoute du patient, du récit de sa situation, de son histoire, de son vécu 219
    . l'écoute de soi en tant que soignant : émotions, préjugés, projections… 219
    . la mise en contexte des repères, des valeurs, des principes
      de l'éthique clinique 219
  * Schéma de cette démarche 220
  * Plan de 3 grilles d'analyse :
    . grille de C. Crowe et G. Durand (Montréal) 222
    . grille de H. Doucet (Montréal) 223
    . grille du Centre d'Ethique Médicale (Lille) : utilisable a posteriori 224

- L'ACCOMPAGNEMENT SPIRITUEL 226

- BIBLIOGRAPHIE 228
- INDEX GÉNÉRAL 233
- INDEX DES MÉDICAMENTS 239

Préface

Les soins palliatifs et l'accompagnement ont beaucoup évolué en France dans les 15 dernières années : des associations, des bénévoles, des médecins, infirmières, psychologues,... y ont participé activement.

Durant ces années, les textes officiels sur ce thème se sont multipliés : le premier est la circulaire, dite «Laroque», du 26 août 1986 relative à l'organisation des soins et à l'accompagnement des malades en phase terminale. 13 ans plus tard, la Loi n°99-477 du 9 juin 1999 visant à garantir le droit à l'accès aux soins palliatifs et à un accompagnement, les inscrit dans le code de la santé. Entre temps, de nombreux rapports, circulaires, avis... ont été publiés qui ont permis d'avancer dans la mise en place des soins palliatifs et de l'accompagnement.

De même, sur le terrain, les choses ont beaucoup bougé : quand on reprend l'histoire, on voit que les promoteurs des soins palliatifs se sont d'abord orientés sur les soins et l'accompagnement des personnes à un stade très avancé de leur maladie ou en phase terminale. C'est ainsi que les unités d'hospitalisation (USP = unités de soins palliatifs) se sont mises en place progressivement. Par la suite, les équipes mobiles hospitalières sont intervenues plus précocement auprès de personnes à un stade moins avancé dans l'évolution de leur maladie, ouvrant ainsi le champ des soins palliatifs à une population beaucoup plus importante. Maintenant, tout en poursuivant cette dynamique en institution, les soins palliatifs et l'accompagnement ont pour vocation de se développer davantage à domicile afin de mieux répondre aux besoins des personnes qui souhaitent rester chez elles le plus longtemps possible.

Dans le " programme de développement des soins palliatifs et de l'accompagnement, 2002 - 2005 " présenté par M. Kouchner en février 2002, ce développement à domicile est décliné comme un des axes prioritaires. Dans ce sens, quatre type d'actions sont prévues :

Tout d'abord, le développement, à domicile, du travail en équipe qui doit permettre à chacun, professionnel ou bénévole, d'apporter sa compétence et de partager son expérience avec les autres intervenants.

Ensuite, la mise en place ou le renforcement de différents modes d'organisations : meilleure reconnaissance de l'activité en libéral, équipes du domicile, services de soins à domiciles, service d'hospitalisation à domicile (HAD),...

Puis, la création des réseaux pour formaliser les liens entre les différents intervenants, coordonner les acteurs de terrain, les mettre en contact entre eux mais aussi avec des équipes ressources. Cette organisation en réseau permet de favoriser les liens, mais surtout de développer toutes les compétences au chevet de la personne malade et auprès de son entourage, dans leur cadre de vie habituel.

Et enfin, la poursuite et le renforcement de l'information et de la formation auprès de ceux qui interviennent à domicile, qu'ils soient professionnels ou bénévoles.

Ce livre prend toute sa place dans cette dynamique de diffusion des connaissances auprès des acteurs de terrain. Il doit leur permettre de réfléchir aux moyens de soulager les souffrances des malades mais aussi de leurs proches et aux moyens de les accompagner dans cette période difficile, pleine de déséquilibre.

Il permet, dans chaque chapitre, et sur chaque thème abordé, d'appréhender la situation sous différents aspects et pousse à réfléchir à la fois sur la dimension clinique, la dimension psychologique et la dimension éthique. Il aide ainsi à répondre à la fois aux symptômes pour mieux les soulager, mais il aide également à être attentifs à la façon dont la personne elle-même et son entourage vivent la situation, pour mieux les écouter et les accompagner. Les auteurs nous rappellent qu'il faut être inventifs, imaginatifs, créatifs avec le malade et son entourage. Ils nous incitent à ne plus travailler seul, mais à agir dans une dynamique d'équipe, de réseau pour trouver les solutions les meilleures ou les " moins mauvaises ".

Ce livre prend en compte de façon claire les dimensions spécifiques du domicile et pourra servir de soutien à ceux qui vivent ces situations au quotidien. Ce qui est important car il reste encore beaucoup à faire pour que la loi du 9 juin 99 devienne une réalité et que partout, quel que soit l'endroit où elles se trouvent, les personnes puissent bénéficier de soins palliatifs et d'un accompagnement pour elles et leur entourage. Nous devons rester attentifs et mobilisés pour accroître encore davantage nos connaissances et nos compétences dans le domaine.

Daniel d'HÉROUVILLE ,
médecin au Centre François-Xavier Bagnoud,
centre de soins palliatifs à domicile à Paris

La douleur

(2), (3), (5), (10), (12), (23), (31), (49), (50), (52)

Démarche diagnostique

· La douleur est le symptôme le plus fréquent chez les patients atteints d'un cancer, mais elle est présente dans de nombreuses autres maladies.
En fin de vie, quelle que soit la pathologie en cause, la douleur est associée à d'autres symptômes physiques plus ou moins pénibles, ainsi qu'à une souffrance psychologique, sociale et spirituelle. C'est pour cela qu'on parle de souffrance totale. Il est capital d'être attentif à ce concept chaque fois que nous sommes sollicités pour un patient qui a mal.

· Différents facteurs modifient la perception de la douleur et doivent être pris en compte :

Facteurs qui augmentent la perception de la douleur	Facteurs qui diminuent la perception de la douleur
- présence d'autres symptômes physiques	- absence ou soulagement des autres symptômes
- fatigue, insomnies	- repos, sommeil de qualité
- augmentation de l'anxiété	- diminution de l'anxiété
- dépression	- utilisation d'antidépresseurs
- certaines émotions : peur, colère	- écoute active, empathie
- isolement (mensonge, non-dit...)	- accompagnement, soutien
- manque d'attention des soignants	- disponibilité des soignants
- ennui	- distraction

Chez le patient cancéreux, la douleur peut être :

Causée par le cancer	Liée au cancer	Liée au traitement	Indépendante du cancer
- atteinte osseuse	- constipation	- chirurgie	- rhumatologie
- compression ou infiltration nerveuse	- plaie de décubitus	- radiothérapie	- maladies cardio-vasculaires
- atteinte viscérale	- candidose	- chimiothérapie	- « douleur chronique » comme entité
- infiltration des tissus mous	- lymphoedème		
- ulcération ➡ infection	- thrombose veineuse profonde, embolie pulmonaire		- ...

· Quand on sait qu'une majorité de patients souffrant d'un cancer (80 %) présentent au moins 2 types de douleur, et que chaque douleur peut avoir plusieurs causes, on comprend l'importance centrale de l'évaluation de la douleur et de la recherche de cette cause.

Pour cela, il est nécessaire d'associer :
- **une observation du patient et de son environnement :**
    - attitude du patient, sa position, les traits de son visage…
    Il faut y être encore plus attentif si le patient est inconscient ;
    - organisation de la pièce (place du lit, luminosité, aération…)
    - comportement de l'entourage : proximité, distance, désir d'implication, déni de la douleur…

- **une anamnèse, la plus complète possible**, tout en respectant les limites du patient parfois épuisé par la douleur, et celles de ses proches, souvent anxieux et désemparés :
    - localisation de chaque douleur et de ses zones d'irradiation
    - description du type de douleur, de son intensité, de son rythme, des facteurs qui l'aggravent ou la soulagent. *cf p196 échelles et fiches d'évaluation*
    - historique des médicaments déjà utilisés, traitement actuel
    - répercussions de la douleur sur le vécu du patient (au niveau personnel, familial…)

- **un examen physique**, en respectant, ici encore, les limites du patient et en évitant les mobilisations douloureuses.
    Il faut être particulièrement attentif :
    - à chaque site douloureux
    - aux zones de pression (plaies de décubitus)
    - aux signes de stase (oedèmes des membres inférieurs)
    - au toucher rectal (fécalome) et à l'examen de l'abdomen (globe vésical)
    - à l'examen cardio-pulmonaire (présence ou absence de signes indiquant la phase ultime (cf p. 172), et donc nécessité de la préparer).

- dans certains cas, des examens complémentaires :
    ils n'ont de sens que s'ils sont susceptibles d'améliorer le confort du patient par une adaptation du traitement et de l'accompagnement :
    ex. biologie : urée-créatinine : adapter la posologie en cas d'insuffisance rénale
    calcium : une hypercalcémie est fréquente en soins palliatifs et peut avoir des conséquences importantes cf p. 167
    radiologie : risque de compression médullaire en cas de métastases osseuses cf p. 163

L'évaluation de la douleur et la recherche de son étiologie ne doivent pas nous faire oublier que *« la douleur est ce que le malade affirme qu'elle est, et non ce que les autres croient qu'elle devrait être »* (Osler, 1984).

Différentes dimensions de la médecine générale comme la globalité de la prise en charge, la proximité dans la relation, l'investissement dans la durée, nous permettent de travailler en accordant autant d'importance à la connaissance du malade qu'à la maladie dont il souffre.

· **Classification de la douleur**

DOULEUR PHYSIQUE	
NOCICEPTIVE	
Par stimulation des récepteurs nociceptifs de la douleur	
douleur somatique	**douleur viscérale**
os	continue spasmodique
muscles	
articulations	
peau	

DOULEUR PHYSIQUE			
NEUROGÈNE			
Par compression, destruction ou dysfonctionnement des fibres nerveuses			
Simple	Accompagnée	Paroxystique	Syndrome douloureux régional complexe
mais qui n'est pas musculaire, ostéoarticulaire ou cutanée	de paresthésies, dysesthésies, brûlures, picotements, engourdissements	ou en salves, sous forme de crises fulgurantes	ensemble de douleurs régionales multiples, d'abord avec la participation du système nerveux autonome (peau froide, cyanosée) puis sans cette participation (peau cartonnée)

Stratégie d'intervention

A. La douleur nociceptive

Elle est en principe sensible aux analgésiques répertoriés dans les 3 paliers de l'OMS, ainsi qu'aux co-analgésiques :

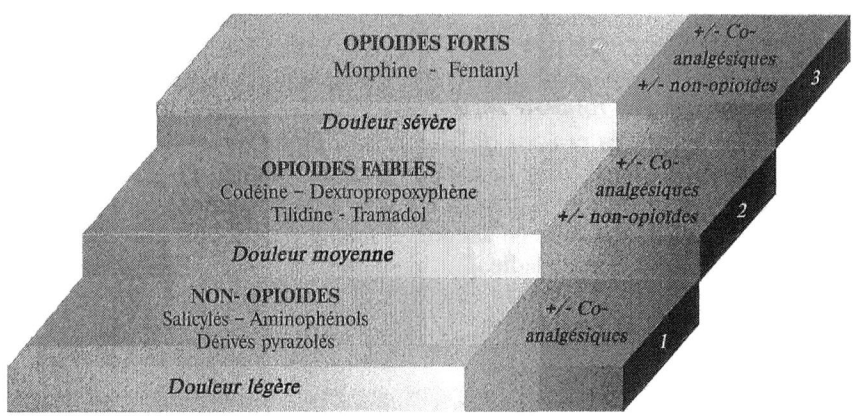

1. Douleur légère : palier 1 : non-opioïdes

- Salicylés : acide acétylsalicylique : antalgique – antipyrétique – anti-inflammatoire
  cp ou sachet à 500 mg et 1gr :
  1 gr 4 x / jour (ou 3 x / jour s'il y a peu de douleurs nocturnes vu la faible mobilisation du patient)
  MAX 4 gr / jour

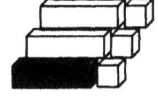

 - accumulation : bourdonnements d'oreilles, fatigue, soif, vomissements, évolution vers la confusion
- ulcère gastro-duodénal évolutif
- diathèse hémorragique, thrombocytopénie, ...
- association au méthotrexate (hypersensibilité connue)

- Aminophénols : paracétamol : antalgique – antipyrétique –
    pas anti-inflammatoire
    cp ou sachet à 500 mg et 1gr
    1 gr 4 x / jour (ou 3 x / jour si peu de douleurs nocturnes)
    MAX 4gr / jour
  ⚠ *insuffisance hépatique*
- Dérivés pyrazolés : métamizole sodique : antalgique – antipyrétique
    ex. : Novalgine® : cp à 500 mg
    1 à 2 cp 2 à 3 x / jour
    MAX 4 gr / jour
    elle est en plus spasmolytique

⚠ *- à utiliser en cas d'échec avec les autres médicaments de ce palier*
- agranulocytose

Remarques : - en cas de chimiothérapie (neutropénie) risque de masquer une épisode fébrile en lien avec une infection

- association :
    Optalidon® : dérivé pyrazolé + caféine

2. Douleur moyenne : palier 2 : opioïdes faibles

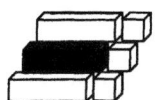

- **Codéine :**
  antitussif : à partir de 10 mg / 4H
  antalgique : - 30 mg / 4H, souvent en association avec le paracétamol
      ex. paracétamol (500 mg) + codéine 30 mg :
          Dafalgan codéine® 1 cp / 4H
          Efferalgan codéine® 1 cp / 4H : effervescent

      - 60 mg / 12H en cp à libération retardée
          ex. Dicodin® 1 cp 2x/jour
              (il s'agit de dihydrocodéine dont la puissance est supérieure
              à celle de la codéine).
  MAX 60 mg / 4H soit 360 mg / jour

⚠ - *facteur de conversion avec la morphine : 1/10, c'est-à-dire que 180mg de codéine /24H (ex. 1 cp de Dafalgan codéine® aux 4H) correspondent plus ou moins à 20mg de morphine per os /24H*

- *10 % de la population ne métabolisent pas la codéine (transformation en morphine) : ce sont des non-répondeurs*

- **Dextropropoxyphène :**
150 mg toutes les 12 H   ex. Antalvic® 65 mg / cp   1cp 3 à 5 x / jour
parfois associé avec le paracétamol : ex. Diantalvic® : 1 gél ttes les 4 à 6 H
                                 ex. Dialgirex® : 1 gél ttes les 4 à 6 H

⚠ - *accumulation si insuffisance rénale*
- *prudence en association avec les antiépileptiques*

- **Tramadol :**
50 à 100 mg 4 x / jour
ex. Topalgic® gél 50 mg, cp retard 100, 150 et 200 mg
            amp. 100 mg / 2 ml
    Contramal® 50 mg /gél, Contramal® LP 100, 150, 200 mg /cp
            amp. 100 mg / 2ml :
              en traitement d'attaque, 50 à 100 mg en IV lente

- action antalgique double et synergique :
        - opioïde à action centrale
        - potentialise l'action des voies descendantes inhibitrices
          de la douleur (comme les tricycliques)

- facteur de conversion avec la morphine : 1/5

3. Douleur sévère : palier 3 : opioïdes forts

En soins palliatifs à domicile, ce sont essentiellement la morphine, le fentanyl, le chlorhydrate d'hydromorphone.

LA MORPHINE

· voies d'administration

- **solution orale** (ou sirop) (chlorhydrate de morphine)
R/ Chlorhydrate de morphine un mg / un ml d'eau
   Eau deux cents ml
   Sirop de framboise 100 gr
S/ cinq ml toutes les quatre heures : c'est souvent la dose de départ

- le sirop de framboise a intérêt à être utilisé quelle que soit la concentration, pour atténuer l'amertume de la solution
- il est plus facile de mesurer la dose adéquate à la seringue : en prévoir, mais continuer à parler en mg de morphine et non en ml pour éviter les erreurs !
- cette solution doit être conservée au frais et à l'abri de la lumière (frigo, papier aluminium)
- elle représente, tout comme les comprimés à libération immédiate, une forme très utile pour démarrer un traitement et déterminer la dose de morphine adaptée à la douleur (titration).
- ce sirop doit être mis hors de portée des enfants. ⚠

- **Comprimés à libération immédiate** (sulfate de morphine)
ex. Sévrédol® : cp sécable à 10 et 20 mg
ex. Actiskenan® : gél à 5, 10, 20 et 30 mg

- **Comprimés retard** (sulfate de morphine)

ex. Moscontin® 1 cp/12 H
   10 mg   boîtes de 14 cp (7 jours !) et 30 cp
   30 mg   boîtes de 14 cp, 30 cp et 56 cp
   60 mg   boîtes de 14 cp, 30 cp et 56 cp
   100mg   boîtes de 14 cp et 30 cp
   200 mg boîtes de 14

⚠ *comprimés non sécables !*

Skénan® 1 capsule/12 H
   10 mg 30 mg 60 mg 100mg 200 mg : boîtes de 14 cp (7 jours !)

Les capsules peuvent être dissoutes dans une boisson ou un aliment (et sont donc utilisables par sonde).

Kapanol® 1 capsule/24 H
20 mg 50 mg 100 mg : boîtes de 20 cps

⚠ *Cette forme d'administration est moins facile à manipuler et n'est donc pas nécessairement adaptée aux soins palliatifs.*

- **Ampoules** (chlorhydrate de morphine)
 10 mg, 20 mg, 30 mg / 1 ml
 (toutes sont remboursées ; celles de 30 mg/1 ml sont parfois difficiles à trouver)

utilisables par voie SC :
- injection simple
- injection répétée : avec une aiguille type « papillon », sous pansement transparent type Opsite®, qui peut être laissé en place 5 à 10 jours avant de changer de site (noter la date sur le pansement).
  ⚠ *Changer avant si signes d'inflammation, d'hématome, d'infiltration !*
 - *injection continue : avec un pousse-seringue (cf p.183)*

utilisables par voie IV :
- injection simple   ⎫ *non recommandé*
- pompe à morphine   ⎬ *à domicile !*

utilisables par voie péridurale

utilisables par voie sublinguale :
- parfois très utile pour remplacer le sirop ;
- intérêt des amp. les plus concentrées : 30 mg / 1 ml, mais ne pas dépasser 1/3 de ml, que le patient doit garder sous la langue pendant une minute
- si le patient avale une partie ou la totalité, on perd la rapidité de la voie sublinguale;

utilisables par voie intra-rectale : même posologie que la morphine per os

· Pour débuter un traitement

On commence généralement par 5 mg de morphine/4 heures en solution orale ou en comprimés à libération immédiate

ou par 10mg de morphine/12 heures en forme retard

⚠ **Il faut d'emblée :**

1. Informer le patient et ses proches du rôle de la morphine et oser aborder les mythes et les fausses croyances qui lui sont liés (elle provoque la mort, elle est réservée aux derniers jours, on en devient vite dépendant, …).

2. Lutter contre la constipation (cf p. 57) parce qu'elle est systématique et qu'elle va persister et contre les nausées et vomissements (cf p. 40), souvent temporaires.

3. Prévenir le patient et ses proches du risque de somnolence (habituelle en début de traitement) et de rétention urinaire, ainsi que de la possibilité d'effets toxiques qui nécessiteront un ajustement des doses.

4. Etre attentif à la survenue de ces effets toxiques de surdosage (myoclonies, hyperalgie, confusion, hallucinations) et donc réévaluer fréquemment la situation : demander à l'infirmier(e), téléphoner au patient, aux proches…

5. Prévoir des entre-doses à utiliser si la douleur persiste malgré les prises régulières : celles-ci correspondent à 50 % de la dose régulière reçue aux 4 heures (Morphine à libération rapide) ou à 10 % de la dose régulière reçue en 24 heures (Morphine à libération retard)

Si plus de 3 entre-doses / 24 H sont nécessaires, il faut augmenter la dose régulière de morphine : on calcule la nouvelle dose en additionnant sur 24 heures l'ensemble des doses (régulières + entre-doses) qui ont soulagé le patient, et en divisant ce chiffre par le nombre de prises régulières nécessaires.

Il est utile de prévoir systématiquement un antalgique 1/2 heure avant tout geste potentiellement douloureux (toilette, soins de plaie, mobilisation, …).
Il peut s'agir d'une dose de morphine (équivalente à une entre-dose), d'un analgésique non-opioïde comme le paracétamol, d'un co-analgésique comme un anti-inflammatoire non stéroïdien (AINS)...

Exemple pratique

- Un patient reçoit 10 mg de sirop de morphine toutes les 4 heures.
  Pendant le WE, il a eu besoin de 4 entre-doses de 5 mg le samedi, et d'autant le dimanche.
  Réajustement de ses doses régulières :
  dose totale = (6 x 10 mg) + (4 x 5 mg) = 80 mg / 24 H, soit 15 mg / 4 H.

· Pour passer d'une forme à libération immédiate à une forme retard

On additionne l'ensemble des doses données en 24 heures et
 - on divise le total en 2 pour connaître la dose de morphine aux 12 heures
   ex. Moscontin®, Skénan®
 - on utilise la dose totale si on donne une morphine à prise unique par 24 heures   ex. Kapanol®

Exemple pratique

- Un patient reçoit 10 mg de sirop de morphine toutes les 4 heures depuis 4 jours.
  On décide de passer à la morphine à libération retardée.
  Dose à prescrire :
  10 mg / 4 H = 60 mg / 24 H ➡ 1 cp de 30 mg toutes les 12 H
  Entre-doses à prévoir : 10 % de la dose / 24 H
                          ou 50 % de la dose / 4 H
        soit 6 mg en solution orale

· Pour changer de voie d'administration

A domicile, en plus de la voie orale, c'est la **voie sous-cutanée** qui doit être privilégiée :
- en injections simples
- en injections répétées au même site, via une aiguille type « papillon », ce qui est plus confortable pour le patient
- en perfusion continue via un pousse-seringue (cf p. 183).

la dose SC de M+ = 1/2 de la dose per os de M+
(la dose IV de M+ = 1/3 de la dose per os de M+)

en pratique :

$$\frac{\text{dose totale de M+ per os en 24H}}{2} = \text{dose totale de M+ SC en 24 H}$$

qu'on peut - soit utiliser dans un pousse-seringue
 - soit diviser en 6 pour obtenir la dose à injecter toutes les 4 heures par le « papillon ».

Exemples pratiques

- Un patient reçoit 10 mg de sirop de morphine toutes les 4 heures.
 Sa douleur est très bien contrôlée, mais il avale de plus en plus difficilement. On envisage de passer à la voie SC en continu via un pousse-seringue.
 La dose à prévoir est la suivante :
 10mg / 4 H = 60 mg / 24 H per os ➡ 30 mg / 24 H en SC

- Une patiente qui a été hospitalisée rentre un vendredi soir à domicile.
 En fin de nuit, elle est fort agitée, et son cathéter IV tombe. Elle recevait 20 mg de morphine IV / 24 H. Il faut poursuivre son traitement de morphine en attendant qu'on replace éventuellement son cathéter IV après le WE.
 Possibilités :
 20 mg de M+ IV = 60 mg de M+ per os à répartir en 2 à 6 prises si elle sait avaler
 = 30 mg de M+ SC soit 5 mg / 4 H via un « papillon » ou 30 mg / 24 H via un pousse-seringue qui serait justement disponible

Remarques pratiques pour la morphine

- 80 % des patients sont soulagés avec une dose de 20mg de M+ / 4 heures ou 60 mg / 12 heures.
 Si une posologie supérieure est nécessaire, il faut donc bien se poser la question du choix de l'analgésique (par exemple douleur neurogène).

- Lors de la titration de la dose de morphine par l'utilisation de la solution orale (sirop) ou de comprimés à libération immédiate, si la dose efficace est inférieure à 30 mg / 4 heures, on peut doubler cette dose à minuit pour ne pas réveiller le patient à 4 heures du matin.

- Une aiguille type « papillon » peut être laissée en place 5 à 10 jours avant de changer de site. Pour surveiller celui-ci, il est utile de le recouvrir d'un pansement transparent type Opsite®.

Il ne faut pas oublier de remplir la tubulure avec une première ampoule de morphine, avant d'injecter la dose adéquate toutes les 4 heures.

Comme l'absorption est inversément proportionnelle au volume, il ne faut pas injecter plus de 0,5 à 1 ml à la fois, en choisissant la concentration adaptée : il existe des ampoules de 10, 20, et 30 mg / ml.

Après suffisamment d'explications et d'apprentissage, il est souvent possible de demander aux proches d'injecter la dose aux 4 heures, en respectant bien cet horaire.

Il est utile de préparer les seringues à l'avance, ou de demander à l'infirmier(e) de le faire.

Quand c'est possible, le rôle actif que peut ainsi prendre l'entourage a souvent beaucoup de sens dans le vécu de chacun. Cependant, il est important de tenir compte de la fatigue des proches, et diminuer au maximum les sollicitations nocturnes : c'est pour cela que quand on passe à la voie sous-cutanée, le pousse-seringue est recommandé.

- L'utilisation d'un pousse-seringue (cf p. 183) permet par ailleurs d'injecter d'autres substances (maximum 4) par la même voie SC : ex. morphine + scopolamine + halopéridol + lorazépam.

Quand c'est possible, il est important de **prévoir** la prochaine utilisation d'un pousse-seringue et d'en parler à l'infirmier(e) de 2ᵉ ligne.

- Les comprimés de morphine à libération retardée peuvent être utilisés par voie intra rectale dans des circonstances particulières, par exemple avant la nuit, en attendant l'arrivée d'un pousse-seringue le lendemain.

On place par exemple 1 cp de Moscontin® sur la cupule d'un suppositoire de Motilium® ou de glycérine, en s'assurant qu'il n'y a pas de selles dans le rectum :

- ➜ *direction d'entrée*
- *ne pas introduire trop profondément*

- Les ampoules de morphine peuvent également être utilisées par voie intra-rectale, à la même posologie que la voie orale.

- L'antidote de la morphine est la naloxone (Narcan®).

Vu la manipulation difficile de ce produit, la surveillance nécessaire, le réveil rapide de la douleur et le coût pour le patient, son utilisation à domicile est exceptionnelle.

Pour information, quand la fréquence respiratoire est inférieure à 8 / minute, on injecte la naloxone diluée (1 ampoule dans 5 ml de sérum physiologique) en commençant par 1/2 ampoule IM et 1/2 ampoule IV lente, puis ml par ml en IV, à 5 minutes d'intervalle, jusqu'au retour d'un rythme respiratoire supérieur ou égal à 12 / minute.
On peut aussi l'utiliser en SC ou en IM (même posologie).

⚠ La naloxone a une demi-vie beaucoup plus courte que la morphine. L'injection doit donc être suivie d'une perfusion, dont le contrôle à domicile peut être malaisé.

LE FENTANYL

Ex. Durogésic® : système transdermique à libération prolongée (72 heures)
Patchs de 25 µg / H - 50 µg / H - 75 µg / H - 100 µg / H

En France, il ne peut pas être prescrit en première intention, mais uniquement comme relais après un traitement équilibré à la morphine ou pour une rotation en cas d'intolérance à la morphine.

Utile : - quand un traitement per os est impossible
- quand un traitement par voie SC est difficile ou contre-indiqué (diathèse hémorragique, anasarque, collapsus)
- pour réduire les effets secondaires de la morphine (constipation, nausées-vomissements), ainsi que la confusion
- pour améliorer le confort du patient (moins de prises de médicaments)

Mais : - mode d'administration moins souple
- effet plus lent que la morphine, même à libération retardée
- déconseillé chez un patient dont le poids est inférieur à 45 kilos

S'il s'avère efficace pour les douleurs chroniques, il est donc peu maniable en phase terminale. Quand la fin de vie est proche, il est souvent nécessaire de repasser à la morphine.

· Pour initier un traitement au fentanyl, le patient doit déjà être sous morphine

. utiliser le tableau d'équivalences fourni par la firme pour calculer la dose de fentanyl
. la correspondance actuellement retenue est la suivante :
25 µg/H de fentanyl = 60mg de morphine per os / 24H

. poser le premier patch en même temps que la dernière dose de morphine
  . utiliser des entre-doses, surtout pendant les 24 à 48 premières heures.
          = dose de morphine per os / 24 H.
- Quand le patient a un 1ᵉʳ patch, attendre 72 H avant d'augmenter la dose
- Pendant ce temps, utiliser des entre-doses :

$$\frac{\text{dose de fentanyl utilisée} \times 60}{25}$$

En la divisant par 10, on obtient l'entre-dose nécessaire.

ex. fentanyl 25 ⇒ entre-dose = 6 mg de morphine
    fentanyl 50 ⇒ entre-dose = 12 mg de morphine

⚠ *Etre fort attentif au surdosage, très inconfortable pour le patient.*

- **Pour passer du fentanyl à la morphine**

- Actuellement, on dit de multiplier la dose de fentanyl en µg / H par 2,5 pour obtenir la dose de morphine per os en mg / 24 H. Une adaptation individuelle de la dose est cependant souvent nécessaire : il faut y être attentif.
- Attendre 8 H avant de commencer la morphine en SC, et pendant les 24 premières heures, donner la moitié de la dose calculée.
- Pendant ce laps de temps, on peut également utiliser des entre-doses de sirop de morphine ou de comprimés à libération immédiate.

Remarques :
- Si un patient ne bénéficie pas de soins infirmiers, il faut prévoir un calendrier pratique pour que le changement de patch se fasse au bon moment : lundi soir, jeudi soir, dimanche soir…
- Différentes raisons font qu'il faut parfois changer le patch après 48H plutôt qu'après 72 H : il peut s'agir d'une résorption cutanée plus rapide, d'un problème de circulation, d'une métabolisation particulière, d'une interaction avec d'autres médicaments…

LES CONVERSIONS EN PRATIQUE

- Morphine per os .... ➡ Morphine SC
           dose / 2

- Morphine sirop .... ➡ Morphine cp retard
ou cp à libération
immédiate
       - adapter la dose
       - dernière dose de sirop
         ou dernier cp à libération
         immédiate
         avec le 1er cp retard

- Morphine .... ➡ Fentanyl
       - adapter la dose (tableau de la firme) :
         60 mg de morphine per os = 25 µg / H de fentanyl
       - dernière dose de morphine
         avec 1er patch
       - entre-doses autant que nécessaire

- Fentanyl .... ➡ Morphine
       - dose de fentanyl en µg/H x 2,5 = dose de M+ per os en 24H
       - attendre 8H avant de donner la 1ère dose de M+ en SC
       - pendant 24H, donner la moitié des doses calculées
       - entre-doses autant que nécessaire

Le chlorydrate d'hydromorphone

Sophidone LP® : gél à libération prolongée : 4, 8, 16, 24 mg
                  une gélule / 12 H, à avaler
Indication : en cas d'intolérance à la morphine
4 mg de Sophidone LP® correspondent à 30 mg de sulphate de morphine à libération prolongée.

Durée de prescription des opiacés pour une ordonnance	
- Moscontin®	28 jours
Skénan	28 jours
Kapanol	28 jours
- Chlorydrate de morphine injectable :	
- en injection intermittente :	7 jours
- avec une pompe :	28 jours
- par voie buccale :	14 jours
- Chlorydrate de morphine par voie buccale :	14 jours
- Actiskenan, Sévrédol :	14 jours

4. Les co-analgésiques

Il s'agit de médicaments qui ont un effet favorable sur la douleur en complétant le traitement antalgique classique.

Nous en proposons quelques uns, en étant bien conscients que d'autres substances vont faire leur apparition dans ce groupe.

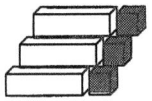

- Anti-inflammatoires non stéroïdiens
- Corticoïdes
- Anxiolytiques
- Antidépresseurs
- Anticonvulsivants
- Biphosphonates

LES ANTI-INFLAMMATOIRES NON STÉROÏDIENS (AINS)

- Ils appartiennent à 5 classes principales :
    - les dérivés acétiques :
        - indolacétiques : Indocid®
        - arylacétiques : Voldal®, Voltarène®
    - les dérivés propioniques :
        - arylpropioniques : Brufen®
        - phénylpropioniques : Apranax®, Naprosyne®, Profénid®, ...
    - les dérivés fénamates : Nifluril®
    - les dérivés oxicams : Feldène®, Mobic®...
    - les coxibs : Célébrex®, Vioxx®...

- Il faut toujours aller jusqu'aux doses maximales permises pendant 48 heures avant de passer à un autre produit.

- Il est important d'utiliser deux AINS de classes différentes avant de conclure à l'inefficacité de ce groupe de médicaments.

- Ils sont particulièrement efficaces dans les douleurs osseuses (cf p. 31).

LES CORTICOÏDES

- 1 mg de dexaméthasone (ex. Décadron®) équivaut à 5 mg de méthylprednisolone (ex. Médrol®).

- Ils sont moins ulcérogènes que les AINS. Si on les associe à ces derniers, il faut protéger l'estomac : misoprostol (Cytotec®) ou sucralfate (Ulcar®) de préférence, ou anti-H2 ou IPP
- Ils ont un effet :
    - antiémétique : ex. Soludécadron® amp. 4 mg / 1 ml : 1 à 4 amp. per os ou SC le matin de préférence (augmentation de la vitalité, voire excitation)
    - antipyrétique très efficace : ex. Médrol® 64 mg dans la température en fin de vie (mais parfois excitation ou confusion)
    - orexigène transitoire

- Ils sont efficaces dans les douleurs mixtes, neurogènes et nociceptives
    dans les douleurs de compression :
        - au niveau du petit bassin
        - au niveau cérébral : céphalées par hypertension intracrânienne
    dans les métastases hépatiques
    pour tenter de lever une occlusion ou
        de diminuer une sub-occlusion.

- Quand on les donne à forte dose, il faut être très attentif aux soins de bouche pour éviter une candidose buccale. Certains préconisent d'emblée la prescription d'un antimycotique (cf p. 110).

- Contre-indications :   - ulcère gastro-duodénal évolutif
    - diabète décompensé
    - infection aiguë non traitée.

En fin de vie, il faut évaluer ces risques en fonction des bénéfices escomptés pour le patient.

LES ANXIOLYTIQUES

- Il est conseillé de privilégier la ou les benzodiazépines que l'on connaît le mieux, et de l'utiliser si possible sous forme de gouttes et/ou sous forme sublinguale. L'effet anxiolytique s'ajoute à l'effet myorelaxant.
- Le clorazépate dipotassique (Tranxène® amp. à 20 mg / 2 ml, 50 mg / 2,5ml, 100 mg / 5 ml) peut être mélangé avec la morphine dans le pousse seringue.
- Il faut penser au syndrome de sevrage quand on arrête brutalement un traitement pris au long cours.
- Si la voie orale est impossible, il faut choisir le diazépam (Valium®) par voie intra-rectale ou sublinguale plutôt que par voie intramusculaire (résorption très variable) ou sous-cutanée (irritante).
- On devrait peut-être penser à les utiliser davantage dans certaines situations de fin de vie (cf pp. 87 et 93) parce que l'anxiété y est souvent présente.

LES ANTIDEPRESSEURS

Ceux qui inhibent la recapture de la sérotonine et de la noradrénaline ont un effet bien connu dans les douleurs de type neurogène.
Par ailleurs, en augmentant le seuil de la douleur, il sont intéressants dans le cadre de la souffrance totale et de l'amélioration de l'humeur.

Parmi les antidépresseurs tricycliques, c'est pour l'amitriptyline (Laroxyl®) que l'expérience clinique est la plus documentée, avec une dose de départ de 25 mg per os.
Pour les nouveaux antidépresseurs (citalopram, fluvoxamine, mirtazapine, paroxétine, réboxétine, sertraline, venlafaxine…) les études sont peu nombreuses à l'heure actuelle mais leur utilisation s'avère souvent efficace dans la pratique quotidienne.

LES ANTICONVULSIVANTS

Cf les douleurs neurogènes p. 33

LES BIPHOSPHONATES

Cf les douleurs osseuses, ci-après.

Cas particulier : les douleurs osseuses

Ce sont des douleurs assez constantes, sourdes, fréquemment amplifiées par les mouvements. Elles sont souvent, mais pas toujours, présentes en cas de métastases osseuses.

1re étape
AINS

2e étape
AINS + opioïde

4 étapes
1. AINS
2. AINS + opioïde
3. AINS + opioïde + corticoïde
4. Calcitonine ou Diphosphonate

3e étape
AINS + opioïde + corticoïde
    ex. Méthylprednisolone :
        Medrol® 64mg per os 1 x / jour pendant 3 jours, puis
                32 mg per os 1 x / jour pendant 3 jours, puis réévaluer :
                    stopper ou diminuer progressivement
                    jusqu'à la dose minimale efficace

4e étape
Calcitonine ex. Calsyn® : amp. 100 U / 1 ml : 1 amp. / 24 H en SC,
        le temps nécessaire
⚠ - *son action est rapide, mais de courte durée : +/- 48 heures*
    - *faire de préférence l'injection 1 H au moins après le repas du soir*
      pour diminuer les effets secondaires
    - *prescrire d'abord 5 ampoules, et si le patient supporte*
      ce traitement (nausées et vomissements +++) poursuivre avec
      des boîtes de 30 ampoules.
    - *spray nasal : coût ++ et difficultés d'utilisation.*
ou

Biphosphonate en IV : ex. pamidronate : Aredia® :
                une cure tous les 1 à 3 mois en fonction de
                la situation
                à l'hôpital uniquement (remboursement)

        per os ex. tiludronate : Skelid® : cp 200mg : 2 cp en 1 prise
                              en dehors des repas
                acide clodronique : Clastoban® : cp 400 mg :
                        2 cp 2x / jour en dehors des repas
                peuvent être envisagés en traitement d'entretien,
                mais souvent mal tolérés et résorption faible : +/- 5 %

⚠️ **A partir de la 2ème étape, si la douleur persiste,**
en fonction de l'espérance de vie, de l'état du patient, de ses souhaits... il peut être utile :

- de prévoir un avis spécialisé et de réévaluer le diagnostic et le traitement.
- d'envisager une radiothérapie brève (souvent 10 séances, en 2 semaines) dont il ne faut oublier l'intérêt (amélioration dans 80 % des cas) ou une technique antalgique particulière.
- d'envisager une chirurgie : souvent contention ou neurochirurgie de décompression en fonction du risque de fracture et de déficit neurologique.

B. La douleur neurogène

Elle peut survenir par compression, destruction ou dysfonctionnement des fibres nerveuses.

Compression	Destruction	
Ex. tassement vertébral	Périphérique	Centrale
	Dé-afférentation	
	Somatique — Viscérale	

La douleur peut être :
- simple, à caractère continu, non modifiée par les mouvements, mais le plus souvent
- accompagnée : de brûlures, picotements, engourdissements et de signes neurologiques sensibles, objectivables à l'examen clinique
- paroxystique : sous forme de décharges électriques
- associée à des troubles trophiques : oedème local, peau froide, cyanosée, sans pilosité, et plus tard, cartonnée (type algoneurodystrophie).

Exemples :
- neuropathie périphérique
- névralgie post-herpétique
- après radiothérapie
- membre fantôme
- ganglions para-aortiques
- infiltration des nerfs viscéraux

Il est parfois très difficile de soulager une douleur neurogène. L'avis et l'intervention d'un médecin référent sont souvent indispensables. La morphine et les analgésiques classiques sont souvent insuffisants et nécessitent des adjuvants.

· Classiquement, pour la traiter, on propose de respecter 4 étapes :

4 étapes classiques
1. Antidépresseur tricyclique **ou** anticonvulsivant
2. Antidépresseur tricyclique **et** anticonvulsivant
3. Ajouter un antidépresseur SSRI
4. Passer à un stabilisateur de membranes

1re étape
- S'il s'agit d'une douleur à caractère constant :
>ex. céphalées, douleurs faciales, membre fantôme...
>antidépresseur tricyclique (en augmentant la sérotonine au niveau supra-spinal, il renforce les voies descendantes inhibitrices).
>ex. Amitriptyline : Laroxyl® cp à 25 mg :
>>commencer par 25mg le soir, puis augmenter progressivement jusqu'à 50 à 75 mg/24H.
>⚠ prévoir ses effets secondaires : sédation, rétention urinaire, sécheresse de bouche, constipation

- S'il s'agit d'une douleur à caractère lancinant, ou à type de décharge électrique :
- anti-convulsivant (en stabilisant la membrane nerveuse, inhibe la décharge synaptique)

>1er choix : clonazépam : Rivotril® : cp à 2 mg, sol à 0,1 mg / gtte, amp à 1mg
>- débuter par 0,5 mg (5 gttes) le soir, et augmenter progressivement jusqu'à 2 mg / jour
>c'est cette substance qui a le moins d'effets secondaires

>alternative : gabapentine : Neurontin® gél. à 100, 300 et 400 mg :
>>1 gél à 300 mg le 1er jour, 2 gél. à 300 mg le 2e jour, 3 gél. le 3e jour et les suivants, en testant les deux dosages 300 et 400 mg
>>Max. 1200 mg / jour

⚠ *- il semble que cette substance puisse potentialiser l'effet de la morphine et être utilisée dans les douleurs nociceptives également : il faut alors diminuer la dose de morphine pour éviter une intoxication*
⚠ *- coût élevé*
- effets secondaires : nuls à la dose de 300 à 900 mg
>*somnolence et constipation au-delà de 900 mg*

>autres alternatives :
>carbamazépine : Tégrétol® cp sécable à 200 mg, cp LP à 200 mg, cp LP à 400 mg : 100 mg le soir pendant 2 jours, puis augmenter progressivement pour arriver à 200 mg 3 x / jour, à maintenir 7 jours.
>Arrêter s'il n'y a pas d'effet.

>valproate sodique : Dépakine® cp à 200 et 500 mg,
>>sirop à 200 mg / mesure : 200 mg 3 x / jour

lamitrogine : ex. Lamictal® cp à 25 et 100 mg :
commencer par 25mg mais la dose habituelle dans cette indication varie entre 200 et 400 mg / 24 H
⚠ MAX 500 mg / 24 H
phénytoïne sodique : ex. Dihydan® cp à 100 mg
⚠ MAX 500 à 600 mg / 24 H

- <u>myorelaxant</u> : ex. baclofène : Liorésal® cp à 10 mg :
1 x 3 à 3 x 3 cp par jour
tétrazépam : Myolastan® co à 50 mg : 1 co le soir puis augmenter progressivement jusqu'à 3 co / jour

2e étape
- Si la douleur est réfractaire, associer un antidépresseur tricyclique et un anticonvulsivant :
ex. : Laroxyl®   +   Rivotril® ou Neurontin®

3e étape
- Si la douleur persiste, ajouter un antidépresseur inhibant la recapture de la sérotonine (SSRI) : par exemple citalopram, paroxétine, sertraline...

4e étape
- Si la douleur n'est toujours pas soulagée, passer à un stabilisateur de membrane (utilisé comme anti-arythmique cardiaque) comme Mexitil® (1er choix à domicile), Xylocaïne® ou à la kétamine (Kétalar® anesthésique général, effet LSD like) : l'évolution constante des produits et des protocoles à utiliser impose un avis spécialisé. Rappelons que ce sont des médicaments à rique. A domicile, ils sont de moins en moins employés dans cette indication.

*• En pratique, si la douleur est intolérable,
vu la lenteur d'action de ces différentes substances,
et la nécessité d'une augmentation progressive des
doses, on propose :*

- Soit d'utiliser d'emblée la gabapentine :
Neurontin® gél. à 300 et 400 mg :
1 gél. le 1er jour, 2 gél. le 2e jour, 3 gél. le 3e jour et les jours suivants en testant les deux dosages.
⚠ MAX 1200 mg par jour

- Soit d'utiliser la clonidine :
    ex. Catapressan® : 0,15 mg / amp. ou / cp
        On recommande de faire un test avec 1 à 2 amp. en SC ou
        1 à 2 cp per os. On doit constater un effet dans les deux heures.
        Si c'est le cas, poursuivre avec une prise toute les 6 H (per os),
        toutes les 4H (SC) ou en pousse-seringue, avec des doses
        dépendant de l'effet antalgique et de la sédation (parfois plus de
        12 amp. ou cps / 24H !)

    ⚠ Actuellement, il s'agît d'un **protocole expérimental** ;
        Il n'y a pas d'unanimité à propos de sa classification (nouvel
        antalgique ? plutôt co-analgésique ?) ni de son utilisation.
        D'un point de vue pharmacologique, à fortes doses, son effet
        hypotenseur central est compensé par son action vasoconstrictrice
        périphérique et son effet secondaire principal est la sédation
        (il faut stopper les benzodiazépines et autres substances sédatives).
        Sur le terrain, certains se méfient quand même du risque
        d'hypotension qu'ils jugent difficile à traiter (épinéphrine et
        étiléphrine (Adrénaline) en IM).

- Soit de commencer directement par la quatrième étape.

> **En pratique, si la douleur est intolérable :**
> - utiliser d'emblée la gabapentine
>   ou
> - tester la clonidine
>   ou
> - commencer directement par un stabilisateur de membrane

· D'autres substances sont parfois proposées :

- la lévomépromazine ex. Nozinan® 1 mg / 1 goutte : 5 gttes 3 x / jour

- la dexaméthasone ex. Soludécadron® amp. 5 mg / 1 ml : 2 à 4 amp / le matin, per os ou SC : souvent efficace, parce que beaucoup de douleurs sont liées à une compression.

Importance de l'écoute active

- Il est important de croire le patient dans le récit qu'il fait de ses douleurs ; elles sont toujours porteuses d'un vécu subjectif. Il est le seul à pouvoir en dire l'intensité.

- Dans le dialogue avec le patient et son entourage, n'oublions pas d'expliquer les objectifs et les modalités du traitement antalgique. Et osons encore une fois aborder les mythes et les fausses croyances liés à la morphine : la mort que certains croient qu'elle donne, les derniers instants qu'elle symbolise, la toxicomanie qu'elle évoque, le côté irréversible du traitement…
C'est seulement si nous en parlons, si nous abordons les peurs présentes, si nous mettons en évidence les avantages escomptés que le traitement a des chances d'être accepté et que l'investissement de chacun risque d'être bénéfique.

- Un traitement antalgique nécessite de fréquentes évaluations et réévaluations, et cela demande beaucoup de temps et d'énergie, mais nous ne sommes pas seuls ! L'interdisciplinarité et le travail en réseau prennent ici tout leur sens si nous acceptons de nous impliquer… En plus d'un échange fréquent d'informations à propos de la situation clinique et des objectifs thérapeutiques, cela nécessite de mettre en place des conditions qui rendent effectives la collaboration entre les soignants habituels et l'équipe de soutien en soins palliatifs. Basée sur certains éléments fondamentaux comme la poursuite d'un objectif commun, la reconnaissance des compétences et des limites de chacun ainsi que la non-concurrence, l'interdisciplinarité a ses exigences (cf p. 193) !

- L'ensemble des facteurs qui influencent la douleur (cf p. 13) nous rappelle que nous ne pouvons pas réduire notre rôle médical à chercher une réponse aux besoins physiques du patient.
Nous devons développer nos capacités d'écoute et de communication pour que la relation que nous créons avec lui participe à la dignité qu'il peut ressentir jusqu'au dernier moment de sa vie, même s'il a mal, même s'il souffre, même s'il est dépendant, même s'il vit avec beaucoup de difficultés toutes les pertes qui précèdent la mort.

- La souffrance du patient peut éveiller ou réactiver la nôtre. Si nous n'y sommes pas attentifs, nous risquons de projeter sur le patient ou sur ses proches nos propres difficultés, ou de développer des mécanismes de protection qui conduisent à l'excès d'actes techniques, à l'acharnement thérapeutique, au désinvestissement de la relation…

Que mettons-nous en place, individuellement ou de manière collective, pour prévenir nos difficultés, pour prendre conscience de celles qui nous encombrent, pour être aidés à notre tour dans notre travail d'accompagnement ?

Sans doute ne pouvons-nous écouter l'autre que si, nous-mêmes, nous avons fait et nous faisons l'expérience d'être écoutés.

Quand ? Où ? Par qui ? … Qu'avons-nous créé comme occasions, quel temps nous sommes-nous donné, quel espace continuons-nous à exiger pour prendre soin de nous, soignants ?

- Parfois, la douleur résiste au traitement instauré, ou elle nous semble exagérée (« Ce n'est pas possible qu'il ait si mal ! … »).

Elle nous irrite, elle nous agresse, elle nous confronte à notre impuissance, mais aussi aux limites de notre capacité à nous remettre en question :

- sommes-nous vraiment prêts à nous demander si nos compétences en matière de traitement de la douleur sont suffisantes ?
- sommes-nous vraiment prêts également à nous pencher sur notre capacité à entendre tout ce que l'autre nous partage, plus ou moins explicitement, à propos de sa douleur : la difficulté à lui trouver un sens, le sentiment d'injustice et la colère qu'elle provoque, l'envie qu'elle s'arrête « à tout prix », la demande d'euthanasie ?
- n'avons-nous pas tendance à vouloir apporter trop vite une solution au patient plutôt que de l'écouter dans sa tentative, parfois désespérée de trouver un sens à ce qu'il vit ?

- Parfois, donner du temps au patient en l'écoutant lui permet de dire certaines douleurs et donc de les exprimer par le langage plutôt que par une partie de son corps…

Réflexion éthique

- ... mais nous devons nous garder de vouloir absolument donner du sens à la souffrance de l'autre ou au contraire de la déclarer absurde. Ce n'est pas à nous à donner un sens au vécu du patient, à interpréter la souffrance d'autrui.

  Le contrôle de la douleur doit être une de nos priorités, parce que la qualité de vie lui est directement corrélée.

  Cependant, **la douleur est ce que le patient dit qu'elle est, et non pas ce que nous voudrions qu'elle soit.**

  Prenons donc le temps d'écouter le récit qu'il fait de sa douleur.

  Sachons entendre qu'elle est parfois tellement dure à supporter qu'elle suscite une demande d'euthanasie.

  Et permettons alors à la souffrance de chacun, patient, proches, soignants, d'être écoutée.

  Sachons aussi accepter que certains patients préfèrent avoir mal plutôt que de supporter nombre d'effets secondaires des médicaments proposés.

  Parfois, un « reste de douleur » peut représenter ce qui raccroche encore à la vie.

- Les résistances au traitement de la douleur – en particulier par la morphine – proviennent parfois des patients, parfois de leurs proches, mais aussi parfois des soignants !

  Elles sont liées aux lacunes de notre formation, à la difficulté de créer une relation authentique, à la peur de la confrontation à la mort, au choix de ce que nous faisons de notre temps, aux exigences d'un travail interdisciplinaire, ...

  Ceux que nous accompagnons ont besoin de cohérence.

  Aussi, dans une démarche éthique, centrée sur le patient et accordant aux proches la place qui est la leur, nous pouvons susciter la confiance non seulement par ce que nous savons et ce que nous savons faire, mais aussi par celui et celle que nous sommes !

  Pour vivre cela, nous ne pouvons pas faire l'économie de l'accueil de nos propres émotions, du partage de nos questions, de l'apprentissage d'une attitude sans jugement spontané, mais aussi d'une argumentation rationnelle de nos décisions.

Les symptômes gastro-intestinaux

(2), (3), (5), (10), (12), (32), (43), (54)

Naussées et vomissements

Démarche diagnostique

La recherche d'une étiologie doit évoquer **4 possibilités,** et comme certains médicaments agissent directement sur le centre du vomissement, on peut intervenir à **5 niveaux** :

1) CORTEX CEREBRAL

Œdème
Hypertension Intracrânienne
Anxiété, stress, douleur

Corticoïdes
Antihistaminiques
Analgésiques

2) ZONE CHEMORECEPTRICE
(Plancher du 4ᵉ ventricule)

Médicaments : AINS, morphine, AAS...
Troubles métaboliques : urémie, hyponatrémie, hypercalcémie...

Neuroleptiques
Antisérotoninergiques
Gastroprocinétiques

5) CENTRE DU VOMISSEMENT
(Tronc cérébral)

Antihistaminiques
Anticholinergiques

3) VISCÈRES

Oropharynx, tractus gastro-intestinal
Bronches
Tractus urinaire
Cœur
Les afférences nerveuses vont au centre du vomissement.

Gastroprocinétiques
Antisérotoninergiques

4) NOYAU VESTIBULAIRE

Mouvements, Ménière,
Atteinte du VIII,
Métastases de la base du crâne

Antihistaminiques
Anticholinergiques

Stratégie d'intervention

Quand c'est possible, il faut :
- traiter la cause
- modifier ou diminuer les médicaments potentiellement responsables, et en particulier tous ceux qui ralentissent la motricité gastro-intestinale, dont les benzodiazépines, les antidépresseurs tricycliques...

Des **mesures générales** doivent être prises dans tous les cas :
- procurer un environnement calme, sans odeur, dans une pièce bien aérée
- informer suffisamment le patient et ses proches, répondre à leurs questions
- si le patient le souhaite, l'hydrater par de petits apports liquidiens
- proposer fréquemment des soins de bouche (rinçages) : cf p. 107
- conseiller du repos

Principes de traitement :
1. Choisir un antiémétique en fonction de la cause des nausées et vomissements
2. Après 2 jours, réévaluer le traitement et substituer ou ajouter éventuellement un antiémétique d'une autre catégorie
3. Dans les cas rebelles, combiner 3 antiémétiques agissant sur des sites différents.

Sites d'action des médicaments :

SITES D'ACTION / SUBTANCES	Cortex	Zone chémo-réceptrice	Tractus gastro-intestinal	Noyau vesti-bulaire	Centre du vomis-sement
Corticoïdes ex. dexaméthasone	X				
Antihistaminiques ex. diphénhydramine prométhazine	X	X		X	X
Gastroprocinétiques ex. métoclopramide dompéridone alizapride cisapride		X	X		
Neuroleptiques ex. chlorpromazine halopéridol lévomépromazine		X			
Anticholinergiques ex. butylscopolamine scopolamine				X	X
Antisérotoninergiques ex. ondansétron granisétron tropisétron			X		

- Corticoïdes

Dexaméthasone :
- préparation magistrale : Dexaméthasone 4, 8 12 ou 20 mg
  Exc. qs pf 1 gélule,
  Dt une par jour
- Soludécadron® : ampoules de 4 mg / 1ml, buvables ou SC :
  2 à 4 amp. / 24H en une fois, puis diminuer jusqu'à la dose minimale efficace

⚠ - *Une boîte = 3 ampoules !*

- *Il est préférable de donner la dexaméthasone le matin, parce qu'elle peut être excitante.*

Méthylprednisolone :
- Solumédrol® : amp. à 20, 40, 120, 500 (UH) mg en SC, IM, IV : 0,5 à 3 mg / kg / jour

- Antihistaminiques

Diphénhydramine : Nautamine® cp à 90 mg : 1 cp 3 x / jour
Prométhazine : Phénergan® cp à 25 mg : 1 à 2 cp 3 x / jour

- Gastroprocinétiques

Les trois premiers sont antidopaminergiques, le quatrième ne l'est pas.
Métoclopramide : Ex. : Primperan® amp. 10 mg/2 ml :
1 à 2 amp SC toutes les 4 heures
ou pour augmenter l'efficacité, en injection SC continue (pousse-seringue : cf page 183) :
6 à 12 amp. / 24H en association éventuelle avec Soludécadron® (cf supra)

⚠ *! - effets secondaires extra-pyramidaux :
passer alors à un autre gastrokinétique :*

Dompéridone : Ex. : Motilium® effervescent :
cp 10 mg : 1 à 2 cp sur la langue 3 à 4 x par jour

Alizapride : Ex. : Plitican® : cp 50 mg : 1 à 2 cps 3 x / jour
amp 50mg/2ml : 1 à 2 amp en IM ou IV lente, plusieurs fois / jour si nécessaire
ou en pousse-seringue (SC)

- *Son effet dure moins longtemps que le métoclopramide (Primperan®)*

Cisapride : Ex. : Prepulsid® cp à 10 mg sécable : 1 cp 3 x par jour
⚠ susp. orale 1mg / 1 ml : 5 à 10 ml 3 x / jour
Troubles du rythme (espace QT)

- Neuroleptiques

Chlorpromazine : Largactil® : cp séc. à 25 et 100 mg
amp. à 25 mg / 5 ml en IM
sol. buvable à 4%

Halopéridol : Ex. : Haldol®
25 mg 3 x / jour
sol. à 20 mg / ml / 20 gttes : 5 à 10 gttes 3 x par jour
amp 5mg/1ml en SC : 1/2 amp à répéter 2 x sur 24 heures
ou en pousse-seringue

Lévomépromazine : anti-émétique plus puissant que l'halopéridol, car agit à plusieurs niveaux (proximité pharmacologique avec les antihistaminiques)
Ex. : Nozinan® cp 25 mg : 1 à 2 cp 3 x par jour
sol. 1 mg / 1 gtte : 25 gttes 3 x /jour
amp 25 mg/ 1 ml : jusqu'à 4 amp par jour :
le pousse-seringue permet souvent de
diminuer le dosage et d'obtenir un meilleur
⚠ résultat
somnolence !

- Anticholinergiques

Butylscopolamine : Scoburen® : amp. à 20 mg / ml : 1 à 2 amp. / 4 à 8 H

Scopolamine : amp. 0,25 mg/1 ml : 1 à 2 amp toutes les 4 à 6 heures
en sub-lingual
amp. 0,50 mg / 2 ml : 4 amp / 24H en SC continu
(pousse-seringue : cf p. 183)
⚠
! - Très sédatif chez certains
- Relâchement du cardia et risque de reflux
gastro-oesophagien par l'effet anticholinergique

- Antisérotoninergiques

Ondansétron : Ex. : Zophren® : cp 8 mg : 1 cp 2 à 3 x /jour
amp 4mg/2ml : 1 à 2 amp IM ou IV lente
suivant la nécessité

Tropisétron : Ex. : Novaban® : caps 5 mg : 1caps/jour, 1H avant déj.
Granisétron : Ex. : Kytril® : co 1 mg : 1 co 2 x/jour, 1H avant repas,
pendant maximum 5 jours
⚠
! Prescription uniquement hospitalière

Remarques pratiques

- Il est très important d'être attentif à la douleur : un traitement antalgique adéquat peut faire cesser des nausées et vomissements d'origine réflexe.
- La voie sous-cutanée est particulièrement intéressante quand il y a des nausées et vomissements.
  Si le patient vomit dans la demi-heure qui suit la prise d'un médicament per os, il faut répéter la dose
- Le dompéridone (Motilium®) passe moins la barrière hémato-encéphalique que le métoclopramide (Primperan®) ➡ moins d'effets secondaires
- Il ne faut pas associer l'halopéridol (Haldol®) et le métoclopramide (Primperan®) pour ne pas potentialiser leurs effets secondaires (extrapyramidaux)
- Il ne faut pas non plus associer un anticholinergique (diminue la vidange gastrique) et un gastrokinétique (augmente la vidange gastrique)
- Quand les vomissements sont dus à une occlusion intestinale (cf p. 47), les gastrokinétiques sont théoriquement contre-indiqués, parce qu'ils augmentent la douleur. En pratique, certains utilisent quand même le métoclopramide (Primperan®) en pousse-seringue avec de très bons résultats.

Exemple

Nausées sous morphine :
    1. évoquer le rôle de la zone chémoréceptrice
    2. Choisir - un neuroleptique : ex. : Haldol® 5 à 10 gttes 3 x par jour
              - un gastrokinétique : ex. : Motilium® instant 2cps 3 x par jour
    3. Ajouter si nécessaire une substance active sur le noyau vestibulaire :
        ex. : Nautamine®, Phénergan®

Importance de l'écoute active

- La confiance du patient et celle de sa famille dépendent souvent du temps passé à leur expliquer les causes possibles de ce qui arrive et ce qu'on va faire pour améliorer la situation. Mais ils ne peuvent nous entendre que si nous avons d'abord pris du temps pour écouter leur vécu, leurs inquiétudes, leurs attentes, et pour comprendre ce qui est le plus pénible pour eux dans la situation actuelle.

- La dimension symbolique du rejet de la nourriture, qui donne la vie, joue souvent un grand rôle dans l'angoisse présente, chez les proches surtout.

  Il est important d'ouvrir un dialogue à ce propos et de le poursuivre dans une réflexion éthique, avec les autres soignants, si des demandes de nutrition ou d'hydratation artificielles se font (cf pp. 112 à 123).

Réflexion éthique

- Rappelons qu'avant de mettre en route un traitement, il est important de mesurer les bénéfices attendus par rapport aux effets secondaires potentiels.

  Le choix peut pratiquement toujours se faire en termes d'amélioration de la qualité de vie du patient.

  Quand c'est possible, l'avis de celui-ci est prioritaire et doit nous guider !

- Certains médecins estiment qu'en cas de vomissements rebelles et incoercibles on peut recourir à un protocole de détresse qui associe une benzodiazépine, de la morphine et parfois de la scopolamine (cf pp. 150 à 152).

  D'autres pensent que, vu l'endormissement qu'il induit, ce protocole fait courir trop de risques à un patient atteint de vomissements incoercibles.

  Si on choisit de l'utiliser, cela nécessite une préparation importante et une discussion avec le patient, ses proches et les autres soignants (en particulier les infirmier(e)s qui sont susceptibles de l'injecter).

  L'objectif de ce protocole est de passer un cap extrêmement difficile à supporter et de provoquer une amnésie, mais il existe un risque que le patient ne se réveille pas et décède.

  Il faut donc que l'argumentation permettant de justifier une telle décision soit particulièrement solide et ait été discutée par les différents intervenants (entre autres par rapport à la profondeur et à la durée de ce qui est induit).

  Puisque ce protocole est utilisé dans des situations insupportables et en urgence, on comprend aussi l'importance de prescriptions anticipées, mûrement réfléchies avec les autres soignants.

Occlusion intestinale et iléus

Démarche diagnostique

Triade évocatrice : douleurs abdominales
troubles du transit
vomissements plus ou moins importants

Occlusion	Iléus (sub-occlusion)
Etiologie - compression extrinsèque - envahissement de la lumière intestinale - envahissement de la paroi	**Etiologie** - infiltration du mésentère, des muscles ou du plexus coeliaque - neuropathie due au cancer - médicaments : opiacés, lopéramide (Imodium®), ondansétron (Zophren®)
Examen clinique - absence de bruits intestinaux - ventre tendu et non dépressible - évolution vers l'état de choc	**Examen clinique** - présence de bruits métalliques - ballonnement ⚠ *Pseudo-diarrhée*

Notons que dans la réalité, il y a beaucoup d'états intermédiaires, parfois difficiles à différencier.

Stratégie d'intervention

Trois possibilités, à évaluer en fonction de l'état du malade, de ce qu'il souhaite, de l'évolution possible, des arguments à faire valoir en faveur et en défaveur de chaque possibilité, et donc de la réflexion éthique :

- mise en place d'une sonde naso-gastrique d'aspiration continue
- intervention chirurgicale
- traitement médicamenteux

1. Mise en place d'une sonde naso-gastrique

On ne doit pas oublier son utilité, surtout en cas d'échec du traitement symptomatique ou dans l'attente d'une intervention chirurgicale.

Elle est particulièrement indiquée en cas d'occlusion haute (vomissements +++).

Quand la distension de l'estomac est très importante, il peut être utile de vider l'estomac grâce à une sonde, et puis de l'enlever.

Elle est en principe disponible auprès de l'équipe de seconde ligne.

Son placement est décrit p. 185

2. Intervention chirurgicale

Si elle est appropriée, la prise de décision doit être rapide, et le patient consentant.

L'évaluation de l'état du patient et de son espérance de vie sont aussi des éléments importants.

Il existe plusieurs possibilités :   dérivation
stent *(coût élevé)*
colostomie, iléostomie
gastrostomie percutanée (peut se mettre en salle de radiologie, sous sédation).

3. Traitement médicamenteux

- Si l'occlusion est complète

- éviter les gastrokinétiques (ils augmentent les douleurs et sont inefficaces puisqu'il y a un obstacle)
- utiliser un corticoïde à forte dose (effet anti-œdème) :

Dexaméthasone :
ex. : Soludécadron® amp 4mg/1ml : 4 amp le matin en SC ou per os   ⚠ *1 boîte = 3 amp !*

Méthylprednisolone :
- Solumédrol® : amp. à 20, 40, 120, 500 (hôpital) mg en SC, IM, IV : 0,5 à 3 mg / kg / jour

Ce traitement doit être efficace en moins de 5 jours.

Il faut alors le diminuer progressivement, jusqu'à la dose minimale efficace.

Si des hautes doses restent nécessaires, risques
- de décompensation diabétique qui nécessite de l'insuline
- de diminution du K+ (avec augmentation du risque d'iléus) qui nécessite une surveillance de la kaliémie
- de lésions gastriques, qui ne nécessitent une protection de la muqueuse que si les corticoïdes sont associés à un AINS (le misoprostol (ex. Cytotec®) et le sucralfate (ex. Ulcar®) semblent les plus efficaces, ou anti-H2 ou IPP)
- de syndrome de Cushing : pertes de cheveux, acné... : à évaluer avec le patient.

- Lui associer un ou deux antiémétiques en fonction des symptômes, de préférence :
   - un neuroleptique : Halopéridol : ex. Haldol® 5 gttes per os 3 à 4 x / jour ou 15 gttes le soir (longue demi-vie)
   - un anticholinergique : Scopolamine : amp. 0,25 mg /1 ml
   1 à 2 amp. toutes les 4 à 6 heures

- Lutter contre la douleur :
   Morphine : - soit en SC (aiguille type papillon) : 5mg / 4H si le patient n'est pas encore sous M+, puis adapter en fonction de l'évolution
   - soit en pousse-seringue (dans lequel on peut éventuellement associer l'antiémétique)
   Lopéramide : ex. Imodium® : à doser en fonction du patient
   (8 – 12 – 20 cp / 24h)
   Certains trouvent que cette substance est contre-indiquée dans l'occlusion : cf remarques pratiques p. 50.
- Proposer des petits repas sans fibres, surtout après les vomissements

- Si on parvient à lever l'occlusion, empêcher la constipation (cf p. 57)

- Dans les cas difficiles : octréotide pour ralentir le transit, diminuer les sécrétions gastro-intestinales et augmenter l'absorption hydro-électrolytique. Il s'agit d'une substance très efficace chez des patients avec un abdomen très distendu ou des vomissements réfractaires

   ex. Sandostatine® amp. 0,1 mg / 1ml : commencer avec 2 x 1/2 amp. / 24H en SC directe (plutôt qu'en pousse-seringue à cause de l'irritation à l'endroit de l'injection) et aller jusqu'à 2 à 3 amp. / 24H
   Principaux effets secondaires : sécheresse buccale (transitoire)
   ballonnements accrus (diminuer la dose)
   douleur au site d'injection
   (réchauffer l'ampoule)
   ⚠ *Prescription hospitalière*   hyperglycémie post-prandiale (rare)

- Si l'occlusion est partielle :

    - prescrire des gastrokinétiques : cf p. 43
    - prescrire des laxatifs émollients : cf p. 58
    - associer éventuellement des lavements à l'eau tiède (petites quantités et basse pression) ou des micro-lavements.

Remarques pratiques

- Il faut prescrire un laxatif à tout patient qui mange et reçoit de la morphine
- Attention au mode d'administration : la dexaméthasone ne doit être associée ni avec l'halopéridol (Haldol®) ni avec le midazolam (Hypnovel®), que ce soit dans un pousse-seringue ou dans l'hypodermoclyse (risque de précipitation). On propose d'ailleurs souvent de l'injecter seule, en sous-cutanée directe.
- L'intérêt du lopéramide (Imodium®) est principalement lié à son action spasmolytique.
- Dans la sub-occlusion, les anglo-saxons proposent d'ajouter un laxatif osmotique salin (ex. Movicol®) ou un émollient (ex. Lansoyl®) aux corticoïdes.
- Il est important d'attirer l'attention sur l'hygiène buccale, qui est très importante à cause des vomissements répétés (cf p. 108).
- Les liquides proposés doivent être riches en Na+ et K+ (jus de fruits et de légumes, bouillons sans fibres) et être ingérés en petites quantités (par exemple sous forme de glaçons).

Importance de l'écoute active

- L'écoute de ce que peut représenter une telle situation d'inconfort, de douleur et de souffrance, pour le patient et pour sa famille, est particulièrement importante.
- Il faut être attentif aux symptômes qui sont acceptables ou non pour lui, et tenter d'y adapter le mieux possible nos interventions.
- Des informations claires peuvent aider le patient à faire certains choix :

par exemple, manger malgré son occlusion, en faisant des petits repas et en sachant qu'il vomira ensuite. Ici encore, toute la part symbolique de la nourriture est à prendre en considération.
- Il est utile de se souvenir du non-dit, ou de ce qui ne peut être dit : un patient peut rarement nommer des vomissements fécaloïdes, tout en sachant très bien, comme nous, ce qu'il vomit. C'est une situation extrêmement pénible, qui brouille tout notre apprentissage culturel aux frontières du propre et du sale.
- L'angoisse des proches est souvent très grande. Ouvrir un dialogue à propos de leurs principales inquiétudes, manifester qu'on anticipe l'évolution possible et qu'on pourra adapter le traitement sont des attitudes souvent très aidantes.

Réflexion éthique

- Le maintien à domicile d'un patient avec une occlusion intestinale peut être une situation lourde à gérer. Il faut donc se baser sur un accord entre le patient, sa famille, le médecin généraliste et l'équipe soignante. Les conseils et le soutien d'un médecin référent en soins palliatifs (par exemple dans une unité de SP, dans une équipe mobile à l'hôpital, ou dans une équipe de soutien à domicile) qu'on peut facilement joindre par téléphone sont ici inestimables !
- La question de l'opportunité d'une hydratation artificielle risque de se poser, surtout si l'obstruction est haute et que le patient vomit abondamment. Il est capital de bien connaître les différentes possibilités d'action (cf p. 121) et d'en discuter avec le patient, ses proches, et les autres soignants.
- Des situations aiguës avec un risque vital immédiat imposent parfois le recours à une cédation (cf pp. 150 à 152). Son utilisation n'est pas admise par tous en cas de vomissements, mais elle est tout à fait admise en cas dyspnée aiguë en phase terminale par exemple.

Elle nécessite également un dialogue entre tous les intervenants.

Il est certain que si ceux-ci ont pu partager leurs points de vue, leurs émotions, leurs réflexions, leurs recherches, la décision prise sera plus facile à comprendre et à accepter, même si certaines divergences persistent.

La dysphagie

Démarche diagnostique

Les causes les plus fréquentes sont les suivantes :

- sténose oesophagienne par une tumeur ou après radiothérapie
- compression extrinsèque (tumeur évolutive)
- lésions des muqueuses buccale et oesophagienne : érosion, mycose...

Stratégie d'intervention

- **Dans tous les cas :**
 adapter les repas : fréquents, légers, semi-liquides, en tenant compte des goûts du patient

- **En fonction de l'étiologie :**
 - s'il s'agit d'une mycose buccale ou oesophagienne : antimycotique :
  ex. : itraconazole : Sporanox® sol. buvable : 100 mg / 10 ml = 1 mesure :
  1 mesure matin et soir
  pendant 1 semaine
  (= 1 flacon)
  ⚠ - *action systémique + action locale*

  miconazole : Daktarin® gel oral : 1/2 mesure 4 x / jour
  fluconazole : Triflucan® poudre pour suspension orale 50 mg/5ml :
  5 à 10 ml 1 x / jour pendant 10 jours

 - s'il s'agit d'une autre lésion de la muqueuse buccale : cf soins de bouche p.108

 - s'il s'agit d'une autre lésion de la muqueuse oesophagienne :
  - pansement gastrique : ex. Phosphalugel®, Maalox® :
  1 à 2 sachets après les repas et au coucher

 - s'il s'agit d'une sténose post radiothérapie : corticoïdes à doses élevées
  ex. Soludécadron® amp 4mg / 1 ml : 4 à 5 amp.
  per os ou SC 1 x / jour
  ⚠ *1 boîte = 3 ampoules*
  ex. Solumédrol® : amp. à 20, 40, 120, 500 (UH) mg :
  0,5 à 0,3 mg / kg / jour en SC, IM, IV

si la non récidive est prouvée, une dilatation par fibroscopie peut être proposée
 - s'il s'agit d'une sténose ou d'une compression, une endoprothèse (stent) peut être envisagée (coût élevé).
- En fonction des symptômes :
  - protecteur de la muqueuse :
    ex. - Phosphalugel®, Maalox® : 1 à 2 sachets après les repas
                                    et au coucher
    - sucralfate (Ulcar®) : en précipitant au niveau des ulcérations,
                il a un effet antalgique : 1 mesure 3x / jour
                        après les repas et au coucher

  - antireflux : alginate : ex. Gaviscon® : 10 ml après les repas et au coucher

  - antisécrétoire : anti-H2 ou IPP

Importance de l'écoute active

Il s'agit d'une situation souvent pénible, qui nécessite beaucoup d'écoute et d'attention.

Les liens étroits qui unissent l'alimentation et la vie font que beaucoup d'angoisse peut surgir quand un patient ne se nourrit plus. En parler, avec le patient mais aussi avec ses proches, peut faciliter le vécu de chacun.

Réflexion éthique

Dans certaines situations, une sonde de gastrostomie peut nettement améliorer la qualité de vie du patient.

Il peut parfois vivre à nouveau les repas comme des moments importants et se donner à manger de manière tout à fait autonome. Il n'est pas rare qu'un patient parle du goût de l'alimentation prise par gastrostomie ! Soyons donc réceptifs et créatifs pour l'aider dans son vécu.

L'installation d'une sonde de gastrostomie ou d'une endoprothèse nécessite le consentement éclairé du patient, et donc une information adéquate de notre part.

Elle nécessite aussi une réflexion éthique en amont, pour tenter d'évaluer les problèmes ultérieurs liés à ce geste : alimentation qui prolonge, gavage inutile…

Le hoquet

Il s'agit d'un réflexe respiratoire caractérisé par une activité automatique des muscles du diaphragme et du thorax.

L'inspiration brusque qui est provoquée par cette activité automatique se heurte rapidement à une fermeture du larynx et du pharynx.

Démarche diagnostique

Les principales causes de hoquet en fin de vie sont les suivantes :

- une irritation du diaphragme : tumeur digestive, hépatomégalie, ascite, ...
- une distension gastrique : surcharge, obstruction, tumeur, ...
- une pathologie oesophagienne : reflux gaxtro-oesophagien, oesophagite, dyskinésie...
- une pathologie médiastinale, une infection de la base pulmonaire, une irritation du nerf phrénique
- un trouble métabolique : urémie, hypernatrémie, hypercalcémie, ...
- une tumeur cérébrale, une pathologie du tronc cérébral (cervelet, bulbe, fosse postérieure)
- différents médicaments dont les benzodiazépines, les barbituriques...

Stratégie d'intervention

- <u>**petits moyens mécaniques bien connus, mais souvent insuffisants :**</u>

  . stimulation du nerf vague par déglutition d'eau, de pain...
  . blocage de la respiration, hyperventilation, respiration dans un sac en papier (pour augmenter la pCO_2)
  . absorption de sucre fin, de vinaigre, de citron vert, ...
  . aspiration naso-gastrique
  . traction de la langue
  . ...

- **approche médicamenteuse :**

  - **diminuer la distension gastrique :** gastrokinétique, de préférence
    le métoclopramide 10 à 20 mg 3 x/jour
    ex. : Primperan® : cp 10 mg, sol. 5mg /càc
    suppo 10 et 20 mg, amp. 10mg / 2 ml

  - **utiliser un myorelaxant :** - une benzodiazépine comme
    le diazépam (Valium®)
    ou le tétrazépam (Myolastan®) :
    co à 50 mg : commencer par 1/2 co
    le soir puis augmenter progressivement
    (3 co / jour)
    - un myorelaxant périphérique :
    ex. baclofène : Liorésal® co à 10 mg :
    commencer par 1/2 co matin et soir,
    puis augmenter progressivement (3 co / jour)

    ⚠ - *somnolence fréquente ;*
    plus rarement, confusion ataxie, insomnies.
    ⚠ - *ne pas interrompre brutalement le traitement.*

    nifédipine : Adalate® 10 mg : commencer par
    une capsule 2 x / jour et augmenter
    progressivement jusqu'à 80 mg / jour
    Activité : relaxation des muscles lisses de l'œsophage

- **supprimer le réflexe au niveau central**

  - neuroleptique : premier choix : la chlorpromazine
    Ex. : en préparation magistrale :
    R/ Chlorhydrate de chlorpromazine 10 ou 25 mg
    Excipient qs pf une gélule
    Commencer par 1 gélule per os, puis
    poursuivre à la demande
    Largactil® : cp séc. à 25 et 100 mg
    amp. à 25 mg / 5 ml en IM
    sol. buvable à 4%
    Même posologie
    Effets secondaires : somnolence ++, effets
    anticholinergiques, hypotension orthostatique

    autre : Halopéridol ex. Haldol® sol. 0,1 mg / gtte :
    10 gttes per os 3 à 4 x / jour

- anticonvulsivant : clonazépam ex. Rivotril® 0,5 mg / 5 gttes :
5 à 10 gttes 3 à 4 x / 24H

- **en cas d'échec des traitements précédents :**

midazolam : Hypnovel® : amp 5 mg / 1 ml, 5 mg / 5 ml et 50 mg / 10 ml
commencer par 5 mg en SC pour arrêter une crise incoercible ; poursuivre avec une dose de 10 à 60 mg / 24 H en SC continu (pousse-seringue) si la première injection a été efficace.
⚠ Actuellement réservé aux hôpitaux

- **certains proposent :**
- la lidocaïne ex. Xylocaïne® visqueuse 2% tube de 100 g : 1 c à soupe 3 x / jour
- la quinidine (augmente la période réfractaire des muscles striés) ex. Quinidurule® cp à 200 mg :
1 cp 2 à 3 X par jour
- la cortisone : surtout en cas d'obstacle à l'évacuation gastrique et d'hépatomégalie

⚠ - *Le choix d'une molécule plutôt que d'une autre peut être très complexe et il ne faut pas hésiter à demander de l'aide à un médecin référent en soins palliatifs*

- *Dans les cas extrêmes de hoquet incoercible, un anesthésiste peut réaliser une anesthésie locale du nerf phrénique du cou (en particulier si la contraction porte sur un hémi-diaphragme).*

Importance de l'écoute active
Réflexion éthique

Il ne faut pas négliger l'état d'épuisement que peut provoquer un hoquet prolongé et donc ne pas en faire un détail, mais multiplier les interventions pour le soulager.

Pour le patient, vivre un tel hoquet amène à faire l'expérience de l'impossibilité de la maîtrise de l'existence, maîtrise dans laquelle la problématique du souffle trouve également sa place.

La constipation

Démarche diagnostique

- Importance de l'anamnèse : - rythme individuel
 - qualité des selles (plus ou moins dures) penser au fécalome en cas d'incontinence anale liquidienne (« fausse diarrhée »)
 - complications : inconfort, douleur, distension abdominale, anorexie, anxiété, …

- Dans la recherche étiologique, penser à
 - une origine iatrogène : M+, codéine
   AINS, aspirine
   anticholinergique,
   antihistaminique
   antidépresseur tricyclique
   antiémétique
   Vincristine®…
 - une cause générale : inactivité, décubitus, fièvre, alimentation peu adaptée, manque d'intimité, …
 - une pathologie digestive : tumeur, ascite, hémorroïdes, abcès, fissure
 - un trouble ionique : hypercalcémie, hypokaliémie, déshydratation
 - une pathologie endocrinienne : diabète, hypothyroïdie, …
 - une tumeur cérébrale, une compression médullaire

- L'examen clinique est indispensable :
  . palpation abdominale
  . TR : présence ou absence de sensibilité
   présence ou absence de selles

Stratégie d'intervention

Il est important d'insister sur l'hygiène alimentaire, sur l'hydratation, sur le positionnement pour aller à la selle.

> **6 types de laxatifs :**
> 1. Fibres
> 2. Emollients
> 3. Osmotiques sucrés
> 4. Osmotiques salins
> 5. Laxatifs de contact
> 6. Laxatifs à usage rectal

Il existe six types de laxatifs :

- <u>les fibres</u> : son, ispaghule, stercolia, psyllium : peu utilisées en SP à cause de la quantité de liquide à absorber et du volume de selles qu'elles génèrent.

- <u>les émollients</u> : Huile de paraffine : 1 à 2 cuill. à soupe / jour
  ⚠ *Fausses déglutitions : pneumonie grave.*
  Lansoyl® (= gelée) : 2 à 4 cuill. à soupe par jour
  Docusate de sodium : Jamylène® cp à 50 mg :
  1 à 2 cp 3 x / jour

- <u>les osmotiques sucrés</u> (sucres non résorbables formant un résidu hydrophile important) : - Lactulose Ex. Duphalac® : 1 à 3 sachets / jour
  - Lactitol Ex. Importal® 2 à 4 sachets / jour

- <u>les osmotiques salins et apparentés</u> Ex. Movicol® : 1 sachet 2 à 3 x / jour
  Transipeg® : 1 à 4 sachets / jour

- <u>les laxatifs de contact</u> : Anthraquinones : séné et cascara
  Ex. Sénokot® 2 à 4 cp / jour
  Pantothénate de calcium, séné :
  Modane® cp 12,5 mg : 1 à 2 cp / jour
  ⚠ *Il peut être utile de donner la dose principale le soir, pour avoir un résultat le lendemain matin (et pas la nuit !)*

  Bisacodyl Ex. Contalax® cp à 5 mg : 1 à 2 cps / jour

- <u>les laxatifs à usage rectal</u> : Ex. Eductil® suppo,
  Microlax®, suppositoires à la glycérine

Le traitement doit être instauré en fonction de l'examen clinique, en particulier du TR :

- si la sensibilité est nulle au TR, il y a une lésion neurogène : toute contractilité est alors impossible et un laxatif qui agit par le haut comme un émollient sera inefficace ; il faut prévoir des lavements et prévenir l'apparition ou l'aggravation d'escarres (cf p. 138)

Cependant, s'il s'agit d'un syndrome de la queue de cheval, la contractilité intestinale est présente et un laxatif émollient est donc indiqué.

- s'il y a des selles dans le rectum, il faut agir par le bas et par le haut :
    - par le bas : suppo à la glycérine, Microlax®...

    - par le haut : en cas de selles dures, préférer un laxatif osmotique
            ex. Movicol® 1 sachet 2 à 3 fois par jour,
            à augmenter progressivement
            ⚠ *fécalome : cf ci dessous*
        en cas de selles molles, préférer un laxatif de contact
            ex. Contalax® 1 à 2 suppo / jour,

- s'il n'y a pas de selles dans le rectum, et qu'il n'y a pas d'occlusion (cf p. 47), il faut agir par le haut :
on peut par exemple utiliser l'ordre chronologique suivant :
1. Emollient : Lansoyl® 2 à 4 c à soupe / jour (surtout si morphine)
2. Laxatif de contact : ex. Contalax® 1 à 2 cp / jour
3. Osmotique sucré : ex. Duphalac® 1 sachet 2 x / jour
4. Osmotique salin : ex. Transipeg® 1 sachet 2 x / jour

En cas de fécalome :
- Le Movicol® est souvent efficace à la dose de 8 sachets par jour, mais en les répartissant de manière à ce que le patient n'en prenne pas plus de 2 par heure. Ce traitement peut être renouvelé s'il n'est pas efficace dans les 24 H.

- Si on veut faire une désimpaction manuelle, la douleur provoquée peut être insupportable et nécessite un antalgique (ex. une entre dose de morphine en SC 1/2 heure avant).

Cette douleur est également nettement améliorée si on prescrit
un lavement avec 5 ampoules de Mucomyst®
dans 1/2 litre d'eau tiède ou de sérum physiologique
ou avec du lactulose pur (ex. Duphalac®)
Pour augmenter le confort du patient, cet acte doit être réalisé quand il est couché dans son lit.

Remarques pratiques

- Si le patient se plaint de ballonnements excessifs, éviter le lactulose et lui préférer un laxatif salin (ex. Movicol®), qui est cependant plus cher.
- Chez les patients sensibles, il est utile de prévenir la constipation dès le début de la prescription de codéine ou de tramadol ;
quand il s'agit de morphine, il faut la prévenir chez tous les patients.
- En cas d'hémorroïdes ou de fissure anale, prévoir un anesthésique local (Xylocaïne® gel) 15 minutes avant un geste douloureux (TR).
- Ne pas oublier, quand c'est possible, d'adapter l'alimentation : orange pressée le matin, compotes de fruits la journée, pruneaux…

Exemple

Constipation due à la morphine :

Associer un émollient
ou un osmotique sucré   } à un laxatif de contact :
ou un osmotique salin

Ex. Movicol® 2 sachets le matin   +   Modane® 1 co le soir, à augmenter si nécessaire

Importance de l'écoute active

- La constipation est un domaine qui touche fort les patients, mais leur donne souvent l'impression d'ennuyer le médecin avec « un détail ».
  Ils ont souvent tendance à ne pas en parler, à « le retenir »…
- Ce n'est pas perdre du temps que d'écouter les habitudes du patient, de lui expliquer l'importance des mesures préventives, et de réévaluer fréquemment la situation (au moins 2 fois par semaine) pour l'aider à trouver un nouveau rythme.

Réflexion éthique

- L'angoisse du « ça va se bloquer » peut se répercuter sur tout le vécu du patient.
  L'écoute active, la recherche de compréhension de ce qu'il vit, de ce qu'il craint, de ce qu'il imagine constituent encore une fois la base d'une attitude éthique qui met le patient au centre du processus (et/ou qui permet au patient de se mettre au centre du processus).

La diarrhée

Démarche diagnostique

1. s'assurer qu'il s'agit d'une vraie diarrhée et éliminer la présence
   - d'un fécalome (écoulement liquide permanent)
   - d'une occlusion (avec vidange du segment en aval de l'obstacle)

2. envisager les différentes causes possibles :
   - tumorale : fistule gastro-colique, entéro-colique, recto-vésicale
   - chirurgicale : colectomie totale, iléostomie, gastrectomie, vagotomie
   - iatrogène : antibiotiques, laxatifs
   - infectieuse : gastro-entérite transitoire, colite pseudo-membraneuse, diarrhées opportunistes du sida
   - inflammatoire : post radiothérapie
   - par anxiété
   - alimentaire

Stratégie d'intervention

- dans tous les cas :
  . supprimer les résidus, diminuer les graisses
  . inhiber le péristaltisme :
     lopéramide : ex. Imodium® instant après chaque selle liquide
  . assurer les soins du périnée : laver, bien sécher, ajouter une pommade à l'oxyde de zinc (ex. Mitosyl®, Oxyplastine®)

- en fonction de l'étiologie :
  . réévaluer le traitement médicamenteux : antibiotiques, laxatifs, ...
  . rétablir la flore intestinale : ex. Ultra-levure® 10 à 12 gél. par jour
  . traiter la colite pseudomembraneuse (Clostridium Difficile) : Flagyl®, Vancocine®, les diarrhées opportunistes du sida (intérêt de l'octréotide (Sandostatine®) : cf p. 49)
  . essayer les corticoïdes s'il s'agit d'une diarrhée post radiothérapie

Remarques :
- l'utilité d'un antiseptique intestinal type nifuroxazide (Ercéfuryl®) ou d'un antibiotique type quinolone est controversée.

- les pansements coliques à base d'argile peuvent être efficaces :
> ex. Actapulgite®, Smecta® :
> 1 sachet 1 à 3 x jour en dehors des repas,
> en fonction de la diarrhée.

- dans certains cas, il peut être utile de prescrire des fibres qui, en absorbant l'eau, donnent plus de consistance aux selles.

- dans les diarrhées rebelles, on peut essayer la prescription suivante :
> R/ Codéine base 1,5 gr
> Codéthyline base 1,5 gr
> Alcool à 32° 62 ml
> S/ X à XXX gouttes 3 x / jour

Remarques pratiques

Ne pas oublier les soins du périnée, pour qu'à l'inconfort de la diarrhée, ne s'ajoutent pas des troubles cutanés et des douleurs : laver, bien sécher, ajouter une pommade : cf ci-dessus

Importance de l'écoute active Réflexion éthique

La diarrhée est souvent un symptôme difficile à supporter par le patient et par ses proches, à la fois d'un point de vue physique et d'un point de vue psychologique, le patient faisant l'expérience à ces deux niveaux qu'il « se vide », autre expérience de non-maîtrise.

Nous ne pouvons négliger aucune de ses conséquences : épuisement, irritations, douleur, mauvaises odeurs, dégoût, peur de ne pas pouvoir contrôler, gêne, honte parfois.

En plus du contrôle le plus efficace possible de ce symptôme désagréable, il est indispensable que nous puissions mettre des mots et aider à mettre des mots sur ce qui se passe, manifester de l'empathie, et encore une fois, témoigner de la dignité par notre qualité de présence, par nos gestes et par notre regard.

Le ténesme

Démarche diagnostique

On le rencontre dans les tumeurs pelviennes.

Les douleurs qui accompagnent la sensation fréquente de devoir déféquer ou uriner peuvent être dues à des contractions musculaires paroxystiques de la paroi de la vessie ou du rectum, ou à des lésions nerveuses au niveau de ces organes (➡ douleurs neurogènes).

Stratégie d'intervention

Mesures générales :

- toilette rigoureuse du périnée à l'eau pure, et séchage de la peau (sèche-cheveux tiède)
- application de crème émolliente à l'oxyde de zinc (ex. Mitosyl®, Oxyplastine®) ou de talc
- bains de siège tièdes.

Traitement médicamenteux :

- si le périnée est intact, application d'un anesthésique local : Emla® crème, Xylocaïne® 5% pommade...
- corticoïdes en lavements : ex. Betnesol® rectal 1 x puis 2 x / jour
- si la douleur a plutôt une composante musculaire, outre les antalgiques classiques, on peut utiliser :
    - la chlorpromazine (anticholinergique) :
        Ex. : Largactil® : cp séc. à 25 et 100 mg
              amp. à 25 mg / 5 ml en IM
              sol. buvable à 4%
            25 mg 2 à 4 X / jour
        ⚠ *effets secondaires anticholinergiques*
    - l'oxybutynine : ex. Ditropan® 1/2 à 1 cp 4 x / jour
        (ténesme vésical)

- si la douleur a plutôt une composante neurogène :
  utiliser un antidépresseur tricyclique : amitriptyline :
      Laroxyl® : 1 à 2 cps le soir

- en cas d'anxiété importante : la lévomépromazine peut être très aidante par l'apaisement qu'elle provoque.
  Ex. : Nozinan® amp. 25 mg / 1 ml : 1 à 2 amp. / 24H dans le pousse-seringue.
          cp 25 mg : 1 cp 3 x / jour
          sol. 1 mg / gtte : 25 gttes 3 X / jour
- morphine en péridural ou en intrathécal : en dernier ressort

Importance de l'écoute active
Réflexion éthique

L'épuisement du patient, mais aussi celui des proches, est souvent très présent par rapport au ténesme : mal-être général, va-et-vient continuel vers la chaise percée ou la toilette, appels fréquents pour avoir la panne...

Il est important que nous soyons attentifs à cet épuisement, mais aussi que nous tentions d'y réagir au mieux.

Cela montre encore une fois l'importance d'associer réellement une compétence technique et une compétence relationnelle et d'en faire un des fondements d'une attitude éthique.

L'ascite

Démarche diagnostique

Elle est particulièrement fréquente dans le cadre d'un cancer de l'ovaire, mais aussi de l'utérus, du sein, du colon, de l'estomac, du pancréas et de pathologies d'origine hépatique.

Elle peut provoquer :
- de la douleur
- de la dyspnée
- de la fatigue
- une satiété précoce
- une diminution de la tolérance à l'effort
- une sub-occlusion
- un lymphoedème
- une miction par regorgement (augmentation de la douleur et de l'agitation).

Stratégie d'intervention

- Traiter la cause quand c'est possible : ex. chimiothérapie pour une tumeur de l'ovaire.
- Prescrire des diurétiques : ex. Aldactone® 100 mg et Lasix® 40 mg ensemble ou alternés (dosage de la kaliémie).
- Ponctionner si l'ascite provoque de l'inconfort. Il faut savoir que si on commence à ponctionner, il faudra prévoir de le faire de manière répétée, environ 1 x / semaine et en tout cas en fonction de la gêne qu'elle occasionne.
    . si le patient reçoit de la chimiothérapie, les ponctions peuvent être prévues à l'hôpital de jour
    . sinon, elles peuvent être faites à domicile (cf p. 188).
- En fonction du diagnostic, du contexte, de l'état du patient, de ses souhaits, on peut aussi envisager de la radiothérapie ou des corticoïdes, surtout efficaces en cas d'ascite chyleuse.

Importance de l'écoute active

Ici comme ailleurs, le fait d'écouter attentivement le patient et ses proches et de leur donner suffisamment d'explications, évite de provoquer trop d'angoisse par un geste qui peut être perçu comme insécurisant, dangereux, voire agressif.

Réflexion éthique

Il est évident qu'on ne peut proposer à un patient une ponction d'ascite et a fortiori des ponctions répétées, que dans le cadre d'une relation vécue dans l'authenticité.

Si on lui cache l'évolution de sa maladie, ou si on lui fait croire qu'il est guéri, il est en effet impossible de lui proposer un tel geste de manière cohérente, et parfois répétée.

Cela nous invite à ne pas mentir, et à révéler « la » vérité de manière progressive, au rythme du patient, et bien souvent au rythme des nouveaux épisodes de ponction.

Les symptômes respiratoires

(2), (3), (5), (10), (12), (15'), (26), (39), (53)

La dyspnée

Démarche diagnostique

La dyspnée est un symptôme subjectif : il s'agit de la perception par le patient d'une respiration difficile, pénible, inconfortable. Elle est présente dans 30 à 50 % des cancers en phase terminale. Elle est toujours accompagnée d'une certaine angoisse.

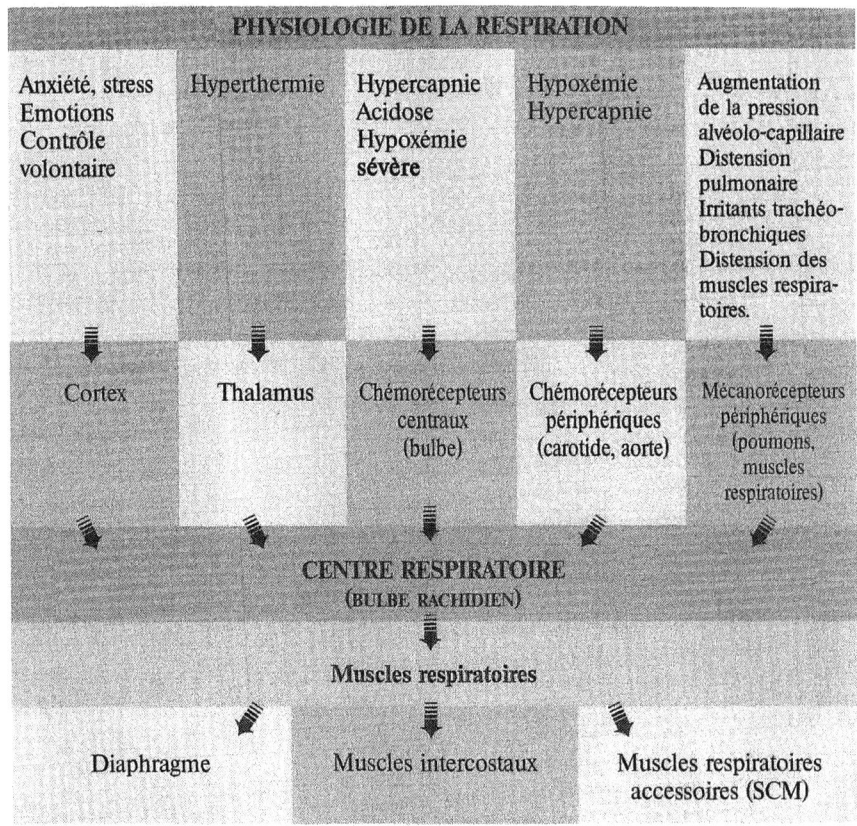

PHYSIOPATHOLOGIE DE LA DYSPNEE

La plainte du patient dépend

- **des facteurs physiopathologiques produisant la dyspnée**
  - Augmentation des besoins ventilatoires : hypercapnie, hypoxémie, acidose métabolique, anémie, fièvre.
  - Augmentation de l'effort respiratoire nécessaire pour surmonter une certaine charge : syndrome obstructif, syndrome restrictif, épanchement pleural.
  - Augmentation de la proportion des muscles respiratoires nécessaires pour maintenir la ventilation : faiblesse neuro-musculaire, cachexie due à un cancer.
- **de la perception de la dyspnée**
  l'intensité subjective de la dyspnée n'est directement corrélée ni à des anomalies physiologiques (et donc à des tests respiratoires anormaux) ni à des signes objectifs (tachypnée, tirage, cyanose...)
- **de l'expression de la dyspnée**
  elle peut varier suivant la signification que le patient lui donne, suivant des facteurs psychologiques, des facteurs culturels...

PRINCIPALES CAUSES DE LA DYSPNEE

Pathologies cancéreuses :
- Cancer pulmonaire primitif ou métastases
- Lymphangite carcinomateuse
- Syndrome cave
- Pleurésie néoplasique
- Ascite, péricardite

Traitements antérieurs liés au cancer :
- Lobectomie ou pneumonectomie
- Fibrose après radiothérapie
  ou après chimiothérapie (bléomycine)
- Insuffisance cardiaque après chimiothérapie
  (mitomycine, anthracyclines)

Pathologies broncho-pulmonaires :
- BPCO, asthme
- Surinfection
- Embolie pulmonaire
- Insuffisance cardiaque
- Pneumothorax

Autres symptômes :
- Douleur
- Fièvre
- Anxiété
- Décompensation cardiaque
- Acidose métabolique
- Faiblesse musculaire (sclérose latérale amyotrophique, myasthénie...)
- Obésité
- Fracture de côte

Atteintes de l'état général :
- Anémie
- Asthénie
- Immobilisation

En cas d'aggravation récente de la dyspnée, la recherche étiologique est très importante, parce qu'elle met souvent en évidence une cause sur laquelle on peut agir (surinfection, épanchement pleural...).

Stratégie d'intervention

1. Evaluation **des signes respiratoires proprement dits :**
   - fréquence (normale = 16 / minute)
   - rythme régulier ou irrégulier
   - temps inspiratoire et expiratoire
   - type de respiration :
       - Cheyne-Stokes (intoxication aux opiacés, troubles métaboliques, atteinte cérébrale, phase ultime)
       - Kussmaul (intoxication aux salicylés, acido-cétose diabétique)
   - signes associés (matité, crépitements, sibilances...)

   de la gravité de la situation :
   - état neurologique : vigilance, agitation psycho-motrice, confusion
   - état circulatoire : oedèmes, râles sous-crépitants, marbrures, collapsus
   - état respiratoire : encombrement, sibilances, cyanose, épuisement musculaire

   <u>Remarque :</u> de nombreux symptômes sont à la fois cartiaques et respiratoires, ce qui augmente la difficulté d'intervenir de manière adéquate.

du retentissement psychologique :
- anxiété
- répercussions sur la parole, sur l'activité

2. Mise au point complémentaire

En fonction de l'état du patient, et du contexte dans lequel on se trouve, il ne faut faire que ce qui est strictement nécessaire pour le patient et qui permet d'orienter la suite du traitement et de la prise en charge.

Examens à envisager : radiographie de thorax, parfois gazométrie, parfois CT-scan ou scintigraphie ventilation-perfusion, rarement épreuves fonctionnelles. Rappelons encore une fois que l'intensité subjective de la dyspnée n'est pas directement corrélée à des signes ou à des tests objectifs. C'est donc la perception par le patient de l'intensité de sa dyspnée qui est la plus importante.

3. Traitement : si possible étiologique, toujours symptomatique.

En fonction de la démarche diagnostique décrite, on comprend que l'intervention doit de toute façon être multidimensionnelle.

1. TRAITEMENT ETIOLOGIQUE

- Traitement approprié d'une **infection broncho-pulmonaire**, d'une **embolie pulmonaire**, d'une **décompensation cardiaque**...
- **Tumeur bronchique primitive** : il faut évaluer l'opportunité et la possibilité d'une radiothérapie palliative qui peut lever une atélectasie, tarir une hémoptysie, améliorer la balance ventilation-perfusion.
  Elle est surtout efficace en cas de tumeur de la trachée ou de la caréna (dyspnée majeure et stridor).
  Le cancer anaplasique à petites cellules est particulièrement sensible à la radiothérapie et à la chimiothérapie.
- **Syndrome cave supérieur** : effet spectaculaire de la radiothérapie et des corticoïdes à doses élevées, mais le plus souvent, l'état du patient ne permet plus d'envisager de la radiothérapie
- **Lymphangite carcinomateuse** : elle peut être difficile à diagnostiquer, même avec une radiographie de thorax ; les anesthésiques locaux en aérosols peuvent être utiles.
  L'effet des corticoïdes est souvent transitoire. La morphine et l'oxygène sont souvent nécessaires (cf ci-dessous).
- **Epanchement pleural** : ponction (le plus souvent en hôpital) ou drainage pleural (si le patient n'est pas en fin de vie et qu'il faut ponctionner fréquemment : possible sous sédation, sans anesthésie générale).

2. TRAITEMENT SYMPTOMATIQUE

⚠ *CRISE DE DYSPNEE AIGUË :*
cf   *URGENCES : pp. 150 à 154*

A. Approche médicamenteuse

- Dans la pratique quotidienne, on utilise essentiellement des bronchodilatateurs, des anticholinergiques et des corticoïdes, que ce soit par inhalation, par voie orale ou en injections.

- En soins palliatifs, surtout si la dyspnée est importante, une autre approche est possible.

Démarche pratique en soins palliatifs	
Morphine	pilier essentiel du traitement surtout si polypnée
Corticoïdes	Surtout per os Y penser quand compression, oedème, bronchospasme, lymhangite carcinomateuse
Anticholinergiques	Utilisés pour assécher les sécrétions bronchiques
Anxiolytiques	Toujours associés aux opiacés
Oxygène	Surtout en cas de dyspnée aigüe
Anesthésiques locaux	En aérosols, et davantage pour la toux que pour la dyspnée. Utile dans la lymphangite carcinomateuse
Antibiotiques Bronchodilatateurs Diurétiques	Suivant l'étiologie

La morphine **pilier essentiel du traitement**

Elle agit en :
- diminuant la fréquence respiratoire due surtout à l'hypercapnie et dans une moindre mesure à l'hypoxémie
- réduisant le retour veineux (par action sur les résistances périphériques)
- provoquant un effet anxiolytique central

Mais
- elle provoque une bronchoconstriction, et il ne faut donc pas l'utiliser en cas de bronchospasme
- elle augmente la rigidité musculaire intercostale, d'où l'intérêt de l'associer à une benzodiazépine dans son utilisation pour une dyspnée.

Si le patient est déjà sous morphine, on augmente de 50 % la dose aux 4H, avec un max. de 50 mg en SC en cas de dyspnée aigüe.
Si le patient n'est pas sous morphine, on commence par une dose de 2,5 à 5mg per os aux 4H.

Si on dispose d'un appareil à aérosols qui délivre des particules inférieures à 3μ (pour atteindre les récepteurs alvéolaires), et s'il n'y a pas de bronchospasme, on peut la prescrire en aérosol : 5 à 10 mg de morphine dans 5 ml de sérum physiologique toutes les 4 heures.

Les corticoïdes

Ils sont surtout actifs en cas
- de compression tumorale des voies aériennes
- de bronchospasme avec œdème alvéolaire
- de lymphangite carcinomateuse
- de syndrome cave
- de fibrose pulmonaire après radiothérapie

On débute par une dose d'attaque élevée, per os ou en SC, que ce soit de méthylprednisolone ou de dexaméthasone, puis on diminue pour trouver la dose minimale efficace.
   Ex. méthylprednisolone : Médrol® cp 4, 16, 32mg : 64 mg / 24 H,
                                               en 1 ou 2 prises per os
                    Solumédrol® par voie SC ou IV
          dexaméthasone : Soludécadron® 20 mg / 24 H en 1 prise,
                     soit 5 ampoules buvables ou SC

Les anticholinergiques

Dans cette indication, ils servent à assécher les sécrétions bronchiques.

Ils ont également un effet antispasmodique (relâchement des muscles lisses) et peuvent donc être utilisés en cas d'occlusion intestinale (cf p. 47), d'asthme bronchique, de ténesme vésical. Leur effet bronchodilatateur contrebalance l'effet bronchoconstricteur de la morphine.

L'atropine et la scopolamine, qui passent la barrière hémato-encéphalique (contrairement au glycopyrrolate) ont aussi un effet antiémétique par blocage des récepteurs ACH au niveau du centre du vomissement (cf p. 40).

Rappelons leurs effets secondaires : sécheresse de bouche (d'où leur efficacité dans la sialorrhée), constipation, tachycardie, troubles du rythme cardiaque, rétention urinaire, effets oculaires (vue trouble, souvent très gênante) et donc, la prudence nécessaire en cas d'hypertrophie prostatique et de glaucome.

- L'atropine est excitante et très tachycardisante.
- La scopolamine est fort sédative et peut entraîner de la confusion, mais aussi une amnésie dont on peut tirer parti pour passer un cap difficile.

Substance	ATROPINE	SCOPOLAMINE
Forme	Amp. 0,5 mg /ml	Amp. 0,25 mg / ml
Posologie	1 à 2 amp. / 4 à 6 H en SC	1 à 2 amp. / 4 à 6 H en SC
Vigilance	Excitation	Sédation importante. Parfois confusion, mais aussi amnésie qui peut être intéressante pour passer un cap difficile
Effet Cardiaque	Tachycardie assez intense, et assez longue	Tachycardie peu intense, brève (+/- 30 minutes), arythmie
Effet oculaire	Mydriase légère et courte	Mydriase assez longue (8 heures)
Autres effets	Sécheresse de bouche, constipation, rétention vésicale	

⚠ *Il existe aussi des ampoules de scopolamine à 0,5 mg / ml*

Les anxiolytiques

On les associe presque toujours aux opiacés.
Même s'ils sont habituellement contre-indiqués chez les insuffisants respiratoires, leur utilisation se justifie largement en soins palliatifs quand la composante anxieuse de la dyspnée est importante.
- Les différentes benzodiazépines actives per os semblent équivalentes :
 Ex. diazépam : Valium® cp à 5 mg à répéter en fonction de la situation
  lorazépam : Temesta® cp à 1mg à répéter en fonction
  de la situation
- En SC, le midazolam (Hypnovel®) est intéressant à cause de sa demi-vie courte (environ 2 H) : on commence par 0,05 à 0,1 mg / kg à répéter en fonction de la situation. Il est actuellement réservé aux hôpitaux.

L'oxygène

Son utilisation sécurise souvent le patient et son entourage.

A domicile, sans pouvoir se baser sur les pressions partielles en O2, on l'administre surtout en cas de dyspnée aiguë.
On l'évite dans les autres cas à cause de son effet asséchant.
On l'administre avec les lunettes (efficacité et tolérance) à la dose de
3 à 4 L / min ou au masque (7 à 8 L / min.).

Les anesthésiques locaux

Utilisables en aérosol, on les prescrit davantage pour la toux que pour la dyspnée.
Ils peuvent être particulièrement intéressants en cas de lymphangite carcinomateuse.
On utilise surtout - la bupivacaïne : Marcaïne® 20 ml à 0,25 % :
  5 ml en 10 à 15 min. toutes les 6 à 8 heures.
⚠ *Donne souvent un goût métallique, dont il faut prévenir le patient*
  - la lidocaïne : Xylocaïne® 20 ml à 2 % :
  5 ml en 10 à 15 min. toutes les 6 à 8 heures.
Ils provoquent parfois un bronchospasme (utiliser une dose test).
Il faut éviter de boire ou manger dans les 30 à 60 minutes qui suivent l'aérosol (risque de fausse déglutition).

Les antibiotiques – Les bronchodilatateurs – Les diurétiques

Les utiliser en fonction de l'étiologie

Tableau récapitulatif

UTILISATION DE DIFFÉRENTES SUBSTANCES EN AÉROSOLS		
INDICATION	SUBSTANCE	POSOLOGIE
Obstruction réversible des voies aériennes basses	- Bronchodilatateur : ß-2 mimétique anticholinergique - Corticoïde :	Ex. : Bérotec® sol. : 3 à 5 gouttes /6H Atrovent® : sol. 10 à 20 gouttes/6H Duovent® monodose : 1 à 2 doses /6H Ex. : Pulmicort® amp. 0,5 mg /ml : 1 amp./6 à 8H
Fluidification des sécrétions	Sérum physiologique Mucolytique	Sér. physiol. 5 ml/4 à 6 H Ex. : Bisolvon® : 2 à 4 ml/4 à 6H Lysomucil® 10 % : 1 amp./4 à 6H
Pneumopathies interstitielles Toux liée à une prothèse	Corticoïde	Pulmicort® : amp 0,5 mg /ml 1 à 2 amp./6 à 8H
Toux, dyspnée Lymphangite carcinomateuse	Anesthésique local ⚠ *bronchoconstriction* *(faire dose test)*	Marcaïne® 0,25 % : 5ml / 6 à 8 H Xylocaïne® 2 % : 5 ml / 6 à 8 H *Ne pas manger, ni boire dans les 30 à 60 min.* ⚠

B. Approche non médicamenteuse

- **Mesures générales :**
  - confort physique : position, aération, semi-obscurité
  - soutien psychologique : présence attentive, respiration calme du soignant, informations suffisantes pour le patient et pour ses proches, réassurance à cause de l'anxiété presque toujours associée et aggravant la dyspnée, accompagnement de sa respiration, par exemple en posant une main au niveau de son thorax, l'autre sur son abdomen.
  - soins de bouche adéquats (doux).
  - aspiration : en présence d'un encombrement majeur et de préférence après une injection SC de scopolamine pour la sédation qu'elle induit.
  Ce geste, qui peut représenter une certaine agression, doit être préparé (cf réflexion éthique p. 77)

- **Kinésithérapie :** exercices - de contrôle respiratoire pour que le patient puis se mieux vivre sa respiration difficile
  - de relaxation
  drainage bronchique
  Attention à l'épuisement du patient

- **Transfusions :** en fonction de la situation clinique, du bénéfice attendu, de la conjoncture familiale, de l'inconfort et du désir du patient.

- **Laser – Cryothérapie – Stent :** le laser et la cryothérapie peuvent détruire un petit bourgeon néoplasique. Le stent (endoprothèse) peut être utile en cas de compression bronchique (mais nécessite une anesthésie générale et a un coût élevé).

Importance de l'écoute active

- Nous devons être fort attentifs à la composante émotionnelle de la dyspnée.

  Il est évident que le soutien relationnel est indispensable dans l'aide à un patient dyspnéique et à ses proches.

  La perte d'une certaine autonomie, celle d'une certaine facilité à se mouvoir et à effectuer des gestes quotidiens ne se font pas sans difficultés et sans souffrances.

  Par ailleurs, la sensation d'étouffement est terriblement angoissante, et c'est une des épreuves que les patients redoutent le plus quand ils évoquent les derniers moments de leur vie.

Le temps de l'écoute et de l'empathie est donc encore une fois irremplaçable !
- Bien connaître le patient amène à le respecter dans ses petits « trucs » : porte ou fenêtre ouvertes, ventilateur, oxygène… : il trouve souvent par lui-même des moyens simples qui peuvent le soulager.
- Des informations adéquates, une présence continue (pensons à un relais avec les kiné, infirmier(e)s, aides-familiales, bénévoles), des explications sur ce qu'on fera en cas d'aggravation peuvent aussi diminuer l'angoisse de chacun.
- D'un point de vue symbolique ou spirituel, le souffle correspond à la vie, à l'« esprit ».

On parle de « rendre son dernier souffle » ou « son dernier soupir », d' « expirer » pour mourir.

Habituellement, dans une crise respiratoire, la difficulté du patient est précisément d'expirer, de souffler, et c'est le temps de l'expiration qui se prolonge...

- Il est important d'être attentif à notre propre souffle, à notre propre respiration (cf crise de dyspnée aiguë pp. 150 à 156) d'une part pour ne pas communiquer de l'angoisse au patient, d'autre part pour ne pas se laisser emporter par son angoisse.

Nous pouvons aussi aider les proches à comprendre cela, et à tenter de le vivre, ce qui est parfois très difficile pour eux.

- Cette attention à notre propre vécu, à notre propre angoisse ne peut se faire sans des moments d'arrêt pour réfléchir, pour accueillir, pour différencier ce qui vient du patient et ce qui vient de nous…

Réflexion éthique

- Le choix des examens complémentaires éventuels et celui du traitement doit encore une fois se centrer avant tout sur le confort du malade et correspondre le plus possible à son désir.

Cela implique souvent pour les soignants d'accepter une plus grande incertitude par rapport au diagnostic par exemple, et même d'être confrontés de manière plus aiguë à leur impuissance.

Ce n'est jamais facile, mais en aucun cas, le patient ne peut en faire les frais !

A nous de trouver le lieu, le temps et la manière qui nous conviennent pour accueillir nos difficultés, pour les partager, pour nous en désencombrer (cf p. 205)...

- L'utilisation d'une technique comme l'aspiration bronchique peut être considérée comme agressive et entrer en conflit ou en opposition avec l'option de confort choisie par le patient.

Parler de ce geste est également indispensable, parce qu'il fait parfois très peur et est perçu comme un geste de dernier recours par certains proches.

La décision peut être difficile à prendre et il est utile d'y avoir réfléchi et de l'avoir préparée avant que la situation ne soit urgente.

En ce sens, l'usage suffisamment précoce de la scopolamine peut éviter bien des problèmes (dimension d'une éthique préventive).

- Par rapport aux problèmes respiratoires en fin de vie, se pose la question de l'hydratation du patient, puisque l'expérience montre que la déshydratation diminue considérablement les râles bronchiques en fin de vie, et améliore donc sans doute le confort du malade.

Ce problème difficile est envisagé page 121.

- Réflexion éthique quant à l'utilisation de la sédation (cf pp. 154 à 156).

La toux

Démarche diagnostique

La toux est présente dans 50 % des cancers terminaux et dans 80 % des cas de cancers broncho-pulmonaires.

Elle constitue un réflexe viscéro-moteur complexe qui sert à maintenir la perméabilité des voies aériennes en éliminant des sécrétions ou des particules étrangères.

Physio-pathologie :

Irritation des récepteurs :
- dans les voies aériennes : trachée, bronches et peut-être alvéoles
- dans la sphère ORL : larynx, pharynx, cavum, sinus, conduit auditif externe
- à distance : plèvre, médiastin, péricarde, diaphragme

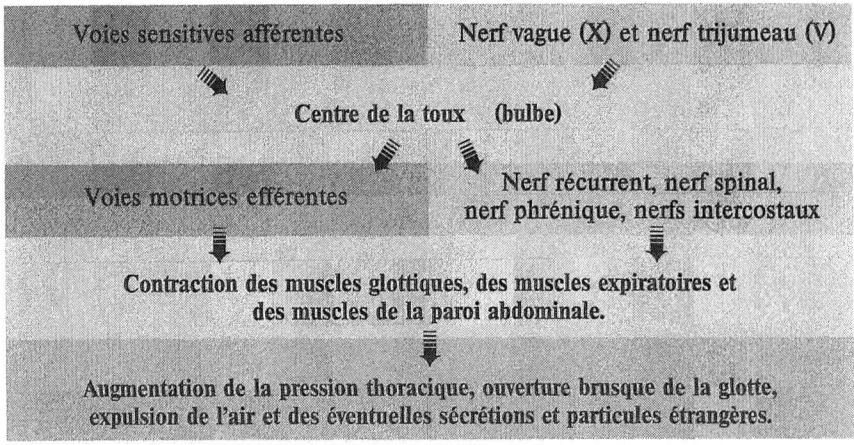

PRINCIPALES ÉTIOLOGIES :

- liées au cancer :
  - tumeur endobronchique
  - masse ganglionnaire
  - envahissement du péricarde
  - paralysie d'une corde vocale

- liées au traitement du cancer :
  - fibrose interstitielle après chimiothérapie
  - pneumonie après radiothérapie

- autres :
  - infection broncho-pulmonaire
  - affection surajoutée : asthme, insuffisance cardiaque, insuffisance respiratoire, embolie pulmonaire
  - cause iatrogène : inhibiteur de l'enzyme de conversion
  - fausse déglutition (faiblesse, AVC), reflux gastro-oesophagien...
  - épanchement pleural, pachypleurite
  - cause centrale, psychogénique (tic)

Stratégie d'intervention

1. **Quelle que soit la situation :** faire boire et/ou hydrater le patient
   aérer la pièce
   humidifier l'atmosphère

2. **En fonction de la cause :**
   - diurétiques en cas d'insuffisance cardiaque
   - AB en cas d'infection
   - ß-2 mimétiques et/ou corticoïdes en aérosols en cas de bronchospasme : cf p.74
   - corticoïdes per os en cas d'oedème, de compression, de lymphangite carcinomateuse...
   Ex. méthylprednisolone : Médrol® : 4 à 8 mg 3 X/jour
   - anesthésiques locaux en aérosols en cas de toux irritative,
   de lymphangite carcinomateuse :
   Ex. bupivacaïne : Marcaïne® 0,25%, 5 ml en 5 à 10 min. / 6 à 8H
        lidocaïne : Xylocaïne® 2%, 5 ml en 5 à 10 min. / 6 à 8H
                Xylocaïne® spray au niveau de la gorge
                ⚠ *Ne pas manger, ni boire dans les 30 à 60 min.*

3. En fonction du type de toux

- Si la toux est productive et le patient capable d'expectorer :

- fluidifier par un mucolytique per os ou en aérosol :
  - **acétylcystéine** ex. Mucomyst® 200mg sachets : 600 mg / jour

  - **bromhexine** ex. Bisolvon® cp à 8 mg : 1 à 2 cps 3 x / jour
    sol. orale à 2mg / ml : 4 à 8 ml 3x/jour
    sol. pour néb. à 2 mg / ml : 2 ml en aérosol
    2 à 3 x / jour (+ sér. physiol.)

  - **carbocystéine** ex. Rhinatiol® adultes :
    sirop à 250mg/5ml : 1 à 2 cuill. à soupe 3X/jour

Remarque : leur efficacité est remise en question.

- proposer de la kinésithérapie :
  - apprendre au patient une toux efficace en l'aidant à faire remonter ses sécrétions vers ses bronches souches
  - si le patient le peut encore, la mobilisation est souhaitable (marche)
  - dans tous les cas, la position assise dans le lit est préférable : elle augmente l'amplitude respiratoire
  - parfois, l'encombrement est majeur : il peut alors être utile d'aspirer après une injection SC de scopolamine (sédation). Une réflexion est nécessaire avant de poser ce geste qui peut être perçu comme une agression.

- Si la toux est productive et le patient incapable d'expectorer :

- assécher les sécrétions par des anticholinergiques :
  ex. **scopolamine** amp. 0,25mg/ 1 ml : 1 à 2 amp. / 4 à 6H en SC, soit 4 à 12 amp. / 24H dans le pousse-seringue

- stopper les aérosols

- Si la toux est sèche et irritative :

  - utiliser un antitussif non narcotique ou narcotique :

    - antitussif non narcotique :

      1. dextrométhorphane : 30mg 3 à 4 X / jour
      ex. Dexir® sirop : 15mg / 5 ml : 1 cuill. à soupe 3 à 4 X / jour
      Actifed® cp à 2,5 mg : 1 à 3 cp / jour

      2. clobutinol :
      ex. Silomat® dragées à 40mg : 1 dr 3 x / jour
      sol. 60 mg / 1 ml = 30 gttes : 20 gttes 3 X / jour
      sirop 20 mg / 5 ml : 1 cuill. à soupe 3 X / jour
      amp. IM, IV, SC 20 mg / 2 ml : si nécessaire

    - antitussif narcotique :

      - les dérivés de la codéine et de la dihydrocodéine,
        de l'acétylhydrocodéine ne sont pas assimilés aux stupéfiants :

      1. codéine : 10 à 30mg 3 à 4 X / jour
      ex. Netux® gél à 20 mg, susp à 18 mg / c à soupe :
      1 à 2 gél ou c à soupe 3 x / jour
      ex. Néocodion® cp à 25 mg, susp à 25,8 mg / c à soupe :
      1 à 2 gél ou c à soupe 3 x / jour

      2. dihydrocodéine :
      ex. Dicodin LP® cp à 60 mg : 1 cp 2 x / jour

  - utiliser des anesthésiques locaux en aérosols :

    Ex. bupivacaïne : Marcaïne® 0,25%, 5 ml en 5 à 10 min. / 6 à 8H
    lidocaïne : Xylocaïne® 2%, 5 ml en 5 à 10 min. / 6 à 8H
    Xylocaïne® spray au niveau de la gorge

    ⚠ *ne pas manger ni boire dans les 30 à 60 minutes*

Remarque : de nombreuses préparations contre la toux contiennent plusieurs principes actifs mélangés, par exemple un antitussif, un mucolytique, un anti-histaminique, un vasoconstricteur...
Elles peuvent ainsi associer des produits à effets antagonistes ou à concentra-

tions inefficaces, ou encore ne présentant aucun intérêt dans cette indication. Non seulement elles n'offrent aucun avantage par rapport à celles qui ne contiennent qu'un seul principe actif, mais elles augmentent l'incidence des effets secondaires.

Certaines associations de médicaments peuvent par contre très bien se concevoir, par exemple la prescription d'un antitussif pour calmer une toux irritative et celle d'un mucolytique pour liquéfier des sécrétions prenant naissance au-dessus du larynx.

RÉSUMÉ :

1. Quelle que soit la situation :	hydratation du patient aération de la pièce humidification de l'atmosphère

2. En fonction de la cause :	diurétiques antibiotiques ß-2 mimétiques corticoïdes

3. En fonction du type de toux :

Toux productive et patient capable d'expectorer	- mucolytique per os ou en aérosol :
	  - acétylcystéine
	  - bromhexine
	  - carbocystéine
	- **kiné**

Toux productive et patient incapable d'expectorer	- **anticholinergique en SC :** - scopolamine - **stopper les aérosols**

Toux sèche et irritative	- **antitussif non narcotique
	  ou narcotique**
	  - non narcotique : - dextrométorphane
	                              - clobutinol
	  - narcotique :
	    - non assimilé aux stupéfiants :
	      - codéine, dihydrocodéine,
	
	- **anesthésiques locaux en aérosols**

Importance de l'écoute active

- Outre qu'elle épuise le patient et ses proches, la toux rebelle et persistante place souvent les soignants dans une situation d'impuissance difficile à accepter.

  Nous devons éviter de réagir par l'une ou l'autre attitude extrême qui consiste à minimiser les symptômes ou au contraire à manifester de l'acharnement dans le projet thérapeutique.

- Rester centré sur le vécu du patient et de ses proches implique de porter attention à leur fatigue, à leur épuisement, à leur colère, à leur agressivité parfois.

  Tenter d'entendre tout cela sans le prendre « pour soi », mais en essayant de comprendre ce qui se passe et de lui donner du sens, c'est parfois difficile mais souvent aidant …

Réflexion éthique

- Le problème de l'aspiration éventuelle se pose comme dans le cas de la dyspnée (cf p. 77)

- Comme d'autres symptômes qui surviennent en fin de vie, la toux pose la question de l'opportunité du traitement de l'affection sous-jacente et du bénéfice pour le patient de nos décisions thérapeutiques.
  Ce bénéfice doit nous guider dans nos choix, mais ceux-ci sont encore compliqués par une relative incertitude quant au diagnostic ou à l'évolution de la situation.

Les troubles cognitifs, émotionnels, affectifs.

(2), (3), (5), (10), (12), (15'), (20'), (47), (55)

L'agitation et la confusion

Démarche diagnostique

- **L'AGITATION** peut être isolée ou associée à de la confusion.

Dans le cadre habituel de la médecine générale, elle est fréquemment liée à un trouble du comportement et requiert alors l'utilisation d'un neuroleptique.

En soins palliatifs, il semble qu'elle soit plus souvent la manifestation d'une anxiété majeure justifiant la prescription d'un anxiolytique.

Par ailleurs, elle doit attirer notre attention sur la recherche d'un éventuel inconfort qui peut la provoquer : pensons en premier lieu à une rétention urinaire, pouvant être soulagée par un geste simple (sondage) ou encore à la présence d'un fécalome.

Enfin, il ne faut pas oublier que certains proches supportent mal que le patient bouge assez bien dans son lit et parlent alors d'agitation. Il est donc indispensable de bien évaluer la situation et d'en parler avec eux avant de prescrire éventuellement un traitement.

- **LA CONFUSION** se caractérise par l'apparition brutale et transitoire d'une perturbation de l'attention et des fonctions cognitives ainsi que de troubles psychomoteurs.
Elle est présente à des degrés divers chez de nombreux patients en fin de vie.

Elle peut associer :
- un délire
- des troubles de la concentration, avec propos incohérents
- une perte de la mémoire à court terme
- une désorientation spatio-temporelle
- une hyperactivité (comportement agité, bruyant, agressif) ou au contraire une hypo-activité
- des cauchemars

Diagnostic différentiel :
- démence : début progressif, caractère irréversible
- incohérence verbale due à une aphasie ou une dysphasie
- difficultés de compréhension dues par exemple
    - à une dégradation profonde de l'état général
    - à de l'anxiété
    - à une surdité

Etiologie de la confusion : 5 axes principaux :

1. causes iatrogènes :
- morphine et dérivés en début de traitement ou en surdosage
- anticholinergiques : atropine, scopolamine
- psychotropes : antidépresseurs, hypnotiques
- corticoïdes à doses élevées
- anti-inflammatoires non stéroïdiens (AINS)
- autres médicaments : amphétamines, lithium, cimétidine, ranitidine
- sevrage médicamenteux ou alcoolique

2. désordre métabolique :
- insuffisance rénale
- insuffisance hépatique
- déshydratation
- hyponatrémie
- hypercalcémie
- hypo- et hyperglycémie, acidose métabolique

3. pathologie tumorale cérébrale :
- tumeur primitive
- métastases
- méningite carcinomateuse

4. autres pathologies cérébrales :
- accident vasculaire cérébral
- traumatisme (hématome sous-dural)
- infection (méningite, encéphalite)

5. autres facteurs :
- dénutrition
- anémie
- hypoxémie (par trouble cardiaque ou respiratoire)
- constipation (fécalome) et rétention urinaire (globe vésical)
- douleur intense, fièvre, infection (pneumonie, septicémie)
- stress, anxiété, dépression
- changement de l'environnement, isolement social, impression d'abandon.

Stratégie d'intervention

⚠ *Un symptôme neurologique d'apparition brutale doit toujours faire penser à une étiologie tumorale : une mise au point (CT-scan ou RMN) suivie de radiothérapie en urgence et de corticothérapie peut être indiquée.*

- **dans la mesure du possible, supprimer la cause :**
    - modifier les médicaments
    - corriger les troubles métaboliques
    - corriger les autres facteurs : fièvre, douleur, rétention urinaire, constipation...
    - comme on l'a dit, corticoïdes à doses élevées (et parfois radiothérapie) en cas d'étiologie tumorale :
    dexaméthasone ex. Soludécadron® amp. 4 mg / 1 ml :
    3 à 4 amp / jour en 1 x, de préférence le matin

- **dans tous les cas :**
    - <u>mesures générales :</u>
        - être attentif à l'environnement : calme, réduction du nombre d'intervenants, veilleuse, présence d'un proche, explication de tous les gestes posés, ...
        - rassurer, tranquilliser par le regard, les paroles, le toucher
        - ne pas attacher le patient : une telle contrainte augmente souvent la confusion ; quand c'est possible, prévoir plutôt des « barres » de lit, moins agressives et plus sécurisantes pour tous (en évaluant quand même le risque de passer par dessus, et donc de tomber de plus haut).
        - être attentif au **sens** que peuvent avoir ces symptômes, en particulier la confusion (cf réflexion éthique p. 91)

    - <u>médicaments :</u>
        - **agitation seule** : en fin de vie, elle est le plus souvent signe d'une anxiété importante et répond à un anxiolytique :
        ex. : Alprazolam : Xanax® cp à 0,25 mg : 1 cp 3 x / jour
        Diazépam : ex. Valium® cp à 2, 5 et 10 mg
        sol 1% : 3 gttes = 1 mg
        amp. à 10 mg/ 2 ml
        (IR, per os, sublingual) :
        5 mg 3 X / jour
        ⚠ *cf remarques pratiques pp. 90 et 91*
        Lorazépam : ex. Témesta® cp à 2,5 mg :
        1/2 cp le matin, 1/2 à midi,
        1 le soir

- **agitation, confusion, manifestations délirantes :**
    - commencer par un neuroleptique non sédatif :
        ex. : Halopéridol : Haldol® gttes : 10 gttes (= 1 mg) 2 x / jour, avec une réserve de 10 gttes jusqu'à toutes les 2 heures, MAX. 6 à 12 mg / jour
        Haldol® amp. à 5 mg / 1 ml en SC :
        1 mg 2 x / jour,
        avec une réserve de 1mg jusqu'à toutes les 2 heures, MAX. 6 à 12 mg / jour
    s'il est efficace, il est intéressant de prendre le relais avec (Risperdal®)
    - <u>S'il n'y a pas d'amélioration après 24 à 48 H, passer à un neuroleptique sédatif :</u>
        ex. : Lévomépromazine :
            Nozinan® gttes , 1mg/ gtte per os :
            6 à 12 gttes 3 x / jour
            Nozinan® amp. 25 mg par 1 ml : 1/4 à 1/2 amp. SC 3 x / jour
            dans les 2 cas avec la même dose en réserve

    - <u>en cas d'échec, surtout si l'agitation est incontrôlable on peut tenter une sédation avec du midazolam</u> :
    Hypnovel® amp. 5 mg / 1 ml, 5 mg / 5 ml
    commencer par 1 injection SC directe : 0,05 à 0,1 mg / kg
    poursuivre par des réinjections jusqu'à ce que le patient ait les yeux fermés mais réponde à une stimulation tactile légère (traction sur le lobe de l'oreille) ;
    si on décide de maintenir une sédation continue, utiliser en sous-cutané (pouse-seringue) une dose horaire égale à la moitié de la dose nécessaire à l'induction.
    ⚠ Actuellement réservé aux hôpitaux.

Remarques pratiques

- Si l'agitation est majeure, dangereuse pour le patient et/ou ses proches, utiliser d'emblée - Nozinan® par voie SC : 12,5 à 25 mg toutes les 8 heures, soit 1/2 à 1 amp. / 8 H
    ou
        - Hypnovel® par voie SC ou intra-rectale : cfr ci-dessus
        par voie IV : cfr p. 152
- Le diazépam (Valium®) ne se donne pas par voie SC car il est trop irritant. Par ailleurs , il faut préférer la voie orale à la voie IM car sa résorption par les voies digestives est complète et rapide.

- En cas de difficulté à avaler un comprimé, outre la voie intrarectale bien connue, le contenu d'1/2 à 1 ampoule de Valium® peut être donné per os ou en sublingual (plus rapide).

Importance de l'écoute active

- L'agitation, l'anxiété, la confusion sont des situations très angoissantes pour l'entourage, qui se demande souvent si le patient ne devient pas fou, même si, pour ce dernier, il s'agit peut-être encore d'une manière de se dire.
Il est important d'être attentif à ce que vivent les proches, de les soutenir, de les informer et de leur expliquer ce qu'on peut faire pour le patient.
- Comme dans d'autres circonstances, donner aux proches un rôle actif (cf mesures générales p. 89) peut les aider à réagir adéquatement et à accepter que le patient reste à domicile si c'est son souhait.
- La cohérence entre tous les membres de l'équipe soignante est plus que jamais importante : il est indispensable de prendre le temps de faire circuler les informations et de se rencontrer de manière fréquente (ou en tout cas de se parler par téléphone) pour éviter les incompréhensions mutuelles et les conflits.

Réflexion éthique

- L'objectif principal du traitement doit bien rester le confort maximal du patient et non pas la prolongation de sa vie. Il faut y penser constamment, et en particulier si on met en route certains traitements comme une réhydratation.

- La sédation des patients en fin de vie pose bien des questions !
Faut-il que tous les patients meurent calmement, sans pouvoir manifester avec une certaine intensité les pertes, les émotions, les souffrances qui sont les leurs ?
Quelle peur, quelle angoisse, quelle agitation, quelle confusion peut-on tolérer ?
Ce qui semble inacceptable l'est-il pour le patient, pour ses proches, pour les soignants ?
Peut-on en parler ?
La confusion n'est-elle pas parfois un langage symbolique (en lien avec un vécu antérieur) qu'il faut pouvoir entendre sans chercher à le supprimer d'emblée ?
La réalité de la maladie n'est-elle pas parfois tellement pénible que le patient « trouve » la confusion plus simple ?

- La sédation profonde qu'on induit parfois en phase terminale de manière temporaire ou de manière prolongée, a comme objectif le soulagement de symptômes graves et réfractaires à un autre traitement (cfr pp. 154 à 156).
Il s'agit d'une pratique délicate à mettre en œuvre, à la fois dans sa justification et dans son contrôle.
On parle du principe du double effet pour distinguer l'objectif (ici la sédation) d'une conséquence possible mais non souhaitée : ici la réduction de la durée de vie du patient.
Cette règle du double effet ne permet pas toujours d'arriver à un consensus. Plutôt que de se centrer sur les intentions des patients et sur la nature, bonne ou mauvaise d'une action, certains préfèrent réfléchir et décider à partir de notions comme la prise de risques ou encore la proportionnalité des soins.
De toute façon il importe de bien expliquer aux proches ce qu'on fait et pourquoi on le fait.
D'un point de vue éthique, l'accès à la parole lève bien souvent toute ambiguïté des intentions.

L'anxiété

Démarche diagnostique

Elle est pratiquement inévitable à certains moments de la fin de vie d'un patient.

L'intrication à une composante dépressive plus ou moins importante est fréquente.

Les principaux symptômes par lesquels elle peut se manifester sont les suivants :
- généraux : agitation, irritabilité, inquiétude...
- cardio-vasculaires : palpitations, tachycardie, hypertension artérielle, flush, sudations, douleur...
- respiratoires : sensation de manque d'air, d'étouffement...
- cognitifs : peur de mourir, de devenir fou, difficultés d'attention, de concentration, ...
- neurologiques : tremblements, paresthésies, fatigue, insomnies...
- gastro-intestinaux : anorexie, vomissements, aérophagie...

Le Désordre Anxieux Majeur associe une angoisse profonde, des crises de panique et des phobies (souvent pré-existantes et aggravées par la maladie).

Principales causes d'un syndrome anxieux d'origine organique :
- douleurs non contrôlées
- autres symptômes physiques sévères non contrôlés
- détresse respiratoire, hypoxémie
- réaction médicamenteuse : - corticoïdes, broncho-dilatateurs, amphétamines...
  - effet rebond provoqué par un sevrage : benzodiazépines, opiacés, alcool

Stratégie d'intervention

- Traiter la cause organique éventuelle, ainsi que les facteurs associés (insomnies, dépression, ...)
- Prendre le temps d'écouter le patient, de dialoguer avec lui, de répondre à ses questions, de susciter la communication avec ses proches

- Proposer un soutien par la rencontre avec un psychologue, par de la relaxation, de la sophrologie, des massages doux (pieds, membres inférieurs, dos, visage)…
- Utiliser un anxiolytique :
  il faut choisir une benzodiazépine en fonction
  - de l'effet recherché
  - de la voie d'administration possible

Avec 3 benzodiazépines :
- une à courte durée d'action (quelques heures)
  ex. midazolam : Hypnovel®
- une à durée intermédiaire
  ex. lorazépam : Temesta®
  alprazolam : Xanax®
- une à longue durée d'action
  ex. diazépam : Valium®,

on peut couvrir toute la gamme de leurs actions (anxiolytique, sédative, hypnotique, myorelaxante, anticonvulsivante) dans toutes les situations cliniques de fin de vie.

Ex. Sédation courte : midazolam : Hypnovel® :
commencer par 1 injection SC directe :
0,05 à 0,1 mg / kg
poursuivre par des réinjections jusqu'à ce que le patient ait les yeux fermés mais réponde à une stimulation tactile légère
(traction sur le lobe de l'oreille)
Actuellement réservé aux hôpitaux

Contrôle souple de l'anxiété :
lorazépam : Temesta® : cp à 2,5 mg :
1/2 cp matin et midi, 1 cp le soir
alprazolam : Xanax® cp à 0,25 ou 0,50mg
1 cp à 0,25mg 3 x / jour

Couverture anxiolytique pendant plusieurs heures :
diazépam : Valium® : amp. 10 mg / 2 ml
5 à 10 mg PO, IR, sublingual

Remarques pratiques

- Voies d'administration du diazépam (Valium®) : cf pp. 90 et 91
- Le midazolam (Hypnovel®) peut être donné en sublingual, en sous-cutané ou en intra-rectal, notamment comme prémédication 1/2 heure avant un soin pénible comme un pansement (détente, amnésie) à la dose de 2,5 à 5 mg.

Importance de l'écoute active

- Ici comme ailleurs, elle fait intégralement partie du traitement que nous pouvons proposer.
Si l'apparition de certains symptômes doit évoquer une anxiété sous-jacente, l'anxiété, elle, doit impérativement mobiliser une attitude d'écoute de notre part... l'idéal étant bien sûr de manifester cette attitude de manière préventive.

- L'écoute active, sans jugement et sans projet pour le patient, doit permettre de chercher à comprendre ce qu'il vit et de manifester de l'empathie par rapport à ce vécu, en évitant d'être trop vite dans la recherche de conseils, de solutions, ou de réassurance.

Réflexion éthique

L'anxiété du patient est parfois directement en lien avec des difficultés de communication ou de relation avec ses proches.

Elle peut être transitoire, réactionnelle à l'annonce d'une mauvaise nouvelle...

Notre attitude par rapport à « la » vérité du diagnostic ou de l'évolution de la maladie peut être déterminante dans certains cas.

Si un patient se sent écartelé entre des messages non-verbaux de gravité (manière de le regarder ou d'éviter son regard, fréquence ou absence des visites...) et des messages verbaux de réassurance (« mais non, tu ne vas pas mourir... », « ne t'en fais pas, on va arranger ça... »), comment pourrait-il trouver une certaine sérénité ?

Cela pose toute la question de la cohérence que nous voulons donner à notre travail.

Créer une relation authentique avec le patient, en lui dévoilant la vérité de manière progressive, à son propre rythme, et prendre en compte la souffrance des proches quand ils nous demandent précisément de ne pas lui dire la vérité (« Il ne le supporterait pas ... ») sont des attitudes qui participent au maintien de l'autonomie de chacun, qui peuvent faciliter la relation et calmer une certaine anxiété (cf p. 206 L'annonce d'une mauvaise nouvelle).

Les situations d'anxiété sont fréquentes en fin de vie. La nécessité d'une sédation courte avec le midazolam ne justifie pas sa répétition systématique et l'endormissement du patient de manière définitive.

La dépression

Démarche diagnostique

De la même manière que l'anxiété, elle peut être considérée comme normale, ou tout au moins réactionnelle à l'approche de la mort et à la présence de nombreuses souffrances et à de nombreuses pertes difficiles à accepter.

Il ne faut cependant pas oublier que la présence de symptômes mal contrôlés augmente le risque de dépression, de même que certains types de cancers (pancréas, cerveau).

Les principaux facteurs organiques à rechercher sont les suivants :
- une irradiation cérébrale
- des complications endocrines ou métaboliques : hypothyroïdie hypercalcémie...
- la prise de certains médicaments : ß bloquants
    cimétidine
    amphotéricine B
    certaines chimiothérapies

La situation familiale et sociale du patient doit également attirer notre attention.

Stratégie d'intervention

- Dans la mesure du possible, supprimer la cause ou le(s) facteur(s) favorisant(s)

- Comme dans l'anxiété, proposer un soutien psychologique, une technique de relaxation, des massages...

- En fonction de la situation et du souhait du patient, utiliser un antidépresseur en tenant compte du délai d'action :
    soit tricyclique ou apparenté :
    ex. amitriptyline : Laroxyl® : cp à 25 ou 50 mg,
        solution à 1 gtte = 1 mg,
        amp à 50 mg / 2 ml

ex. clomipramine : Anafranil® : cp enrobé à 10, 25, 75 mg
amp IM – IV : 25 mg / 2 ml
ex. miansérine : Lérivon® : co à 10, 30 et 60 mg

⚠ *effets secondaires anticholinergiques*

soit inhibiteur sélectif de la recapture de la sérotonine (SSRI)
ex. citalopram : Séropram® cp 20 mg sécables
fluoxétine : Prozac® cp 20 mg et sirop 20 mg / 5 ml
paroxétine : Déroxat® cp 20 mg sécables
sertraline : Zoloft® cp 50 mg sécables

Le choix doit se faire en fonction du but recherché, en tenant compte du caractère spécifique de certaines de ces substances :
Ex. : l'effet co-analgésique des tricycliques,
l'effet plus stimulant de certains SSRI (la fluoxétine)
...

- Parfois, il est utile d'associer un hypnotique ou un anxiolytique.

- Ne pas oublier que le risque suicidaire est présent et qu'un antidépresseur sans anxiolytique peut créer un raptus anxieux facilitant le passage à l'acte.

Importance de l'écoute active

- Elle peut aider le patient à parler des pertes auxquelles il est confronté, du désinvestissement progressif de sa vie, des émotions qui le traversent, ...

- Elle implique à nouveau que nous apprenions à être et à rester là, parfois sans solution, mais dans un souci d'accompagnement, de présence réelle, d'empathie, d'authenticité.
Notons cependant qu'il peut être particulièrement difficile d'exprimer de l'empathie par rapport à la dépression.
Notre acharnement à vouloir maintenir « l'espoir » – et à plus forte raison à le susciter quand nous ne l'entendons plus nommer – n'est pas toujours adéquat.
Osons parfois rester un moment dans le noir.
Rappelons-nous simplement qu'une aube succède à chaque nuit.

- Les proches ont également besoin de soutien, entre autres parce que leurs tentatives de communication ou d'aide aboutissent peu, et qu'ils vivent alors une certaine frustration (« on fait pourtant tout ce qu'on peut ... ») qui leur donne parfois l'impression que les patients les rejettent ... alors que le temps est compté.

Réflexion éthique

- Le sentiment d'inutilité, de dépendance, l'impression d'être une charge pour la famille, la culpabilité qui en résulte aboutissent parfois à une demande d'euthanasie.
Nous devons pouvoir l'entendre et ouvrir un espace de dialogue à son propos, espace dans lequel chacun, qu'il soit patient, proche ou soignant a droit à ses limites.

- La dépression d'un patient est un moment qui met en évidence l'importance d'un travail d'équipe, au sein duquel on a des relais, on peut passer la main, on peut proposer une réflexion commune...
Mais n'oublions pas que cette même dépression peut épuiser toute une équipe, surtout si on néglige la qualité de la communication entre tous les partenaires : elle concerne les informations, mais également le partage de ses doutes, de ses difficultés, de son impuissance.

- Il est important de se rappeler le seuil critique nécessaire par rapport au concept même de dépression pour une personne en fin de vie. Faut-il toujours un diagnostic pour qualifier une phase « normalement pénible » de l'existence ? Et est-ce que cela appelle toujours un traitement médicamenteux ?

Les insomnies

Démarche diagnostique

Principales causes :

- souffrances inhérentes à la fin de vie : solitude, pertes successives, peur de la mort...

- inconfort physique :
  - douleur
  - dyspnée et toux
  - incontinence urinaire, diarrhée
  - nausées, vomissements
  - fièvre, sudation, prurit

- causes psychiques :
  - anxiété, dépression, confusion
  - démence

- causes iatrogènes :
  - médicaments dont les corticoïdes, les amphétamines, la théophylline
  - stimulants comme la caféine
  - sevrage de certaines substances comme les benzodiazépines, les barbituriques, l'alcool

- causes environnementales : lumière, bruit, inconfort du matelas...

Stratégie d'intervention

- Avant tout assurer une présence et une écoute de qualité

- Dans la mesure du possible, supprimer la ou les causes

- Si l'anxiété est importante, la prendre en compte en prescrivant un anxiolytique : ex. alprazolam : Xanax® cp à 0,25 mg ou 0,50 mg : 1 cp à 0,25 3 x /jour
lorazépam : Témesta® cp à 2,5 mg : 1/2 cp le matin et à midi,
1 cp le soir

- Dans les autres cas, prescrire un hypnotique :
    - non benzodiazépine (chez les patients qui n'ont pas encore eu de benzo)   ex : zopiclone :   Imovane® 7,5 mg
        zolpidem : Stilnox® 10 mg
    - benzodiazépine (dans les autres cas)
        ex. lormétazépam : Noctamide® cp à 1 et 2 mg

- associer éventuellement
    - un antidépresseur de type sédatif
        ex. miansérine : Athymil® cp à 10, 30 et 60 mg
    - un neuroleptique de type sédatif :
        ex. lévomépromazine : Nozinan® cp 25 mg,
            sol 1mg / gtte

- en cas d'inefficacité de ces substances, penser :
    - au chlorure d'hydroxyzine : Atarax®: cp 25 mg : 1 cp le soir
    - au sirop d'hydrate de chloral :
        R/ Hydrate de chloral 15 gr
        Eau 15 gr
        Sirop de menthol 3% FN   270 gr
        S/ 2 càs le soir (soit 1,5 gr)
    - au méprobamate : ex. Equanil® cp à 400 mg

Importance de l'écoute active
Réflexion éthique

- Comme dans l'anxiété, il est indispensable d'accorder du temps et de l'importance au vécu du patient.

- Si un soignant, une aide-familiale, un bénévole ou un proche peut prendre un peu de temps pour installer le patient et pour l'écouter avant la nuit, pour créer un rituel d'endormissement, pour lui manifester une présence de qualité, le sommeil risque d'être meilleur.
- Soyons attentifs à l'épuisement des proches et prenons-le en considération. Certains d'entre eux veulent se montrer forts jusqu'au bout et n'acceptent que difficilement notre attention ou notre aide. Il est alors utile de reconnaître leur souci de dévouement, leur envie d'exprimer de la tendresse, de l'amour, avant de leur expliquer qu'un repos minimal est nécessaire pour assurer un bon accompagnement.

Parfois, leur épuisement s'exprime à travers de la colère qu'il faut pouvoir accueillir et mettre en relation avec leur grande fatigue.

- « Partir, c'est mourir un peu », dit le poète ...
Dormir aussi, parfois... et ce n'est pas toujours par hasard si le sommeil tarde tellement à venir ...

- Quand les soirées sont particulièrement difficiles, agitées, angoissantes, il peut être utile de donner un petit coup de téléphone avant la nuit : il permet de faire le point de la situation, d'ajuster le traitement, de donner des conseils.
Ce sont quelques moments d'attention qui peuvent être très apaisants.

Les troubles neurologiques

(2), (3), (5), (10), (12), (47), (55)

Les myoclonies

Démarche diagnostique

Il s'agit de secousses musculaires rythmiques plus ou moins disséminées, se répétant à intervalles variables.

Principales causes :
- désordre métabolique : urémie, insuffisance hépatique
- anoxie cérébrale transitoire
- médicaments : narcotiques (signe de surdosage en morphine !)
            antidépresseurs tricycliques
            antidopaminergiques (neuroleptiques)
- trouble neurologique : épilepsie, lésion du SNC, dégénérescence cérébrale
- traumatisme crânien
- infection : méningite, encéphalite

Stratégie d'intervention

- Dans la mesure du possible, traiter la cause.

- Quand c'est nécessaire, utiliser de préférence :
    - clonazépam :   Rivotril® cp sécable à 2 mg, sol. 0,5mg / 5 gttes :
            1/4 cp ou 5 gttes / jour, à augmenter progressivement
            par paliers de 0,5 mg / semaine, MAX 8 mg / jour
  ou
    - valproate de sodium : Dépakine® sol. 200 mg / ml
                    sirop 200 mg / mesure :
        15 mg / kilo / jour en 3 prises, puis augmenter de
        5 à 10 mg /kilo / jour chaque semaine,
        MAX 60 mg / kilo / jour

- autres possibilités :
  - diazépam : ex. Valium®
  - levéthoracetam : ex. Keppra®
  - lorazépam : ex. Temesta® expidet
  - phénobarbital en préparation magistrale
  - baclofen : ex. Liorésal®
  - tétrazépam : ex. Myolastan®

Importance de l'écoute active
Réflexion éthique

- Se centrer sur le confort du patient est encore une fois l'attitude la plus adéquate pour traiter ou non les myoclonies en fonction de la gêne qu'elles provoquent.

- Dans tous les cas, il est indispensable de donner suffisamment d'explications pour que chacun puisse comprendre ce qui se passe.

Les métastases cérébrales

Démarche diagnostique

Elles sont présentes chez 20 à 25 % de l'ensemble des patients atteints d'un cancer.

Les cancers les plus impliqués sont le mélanome, le cancer du sein, des poumons, de la sphère gastro-intestinale, des reins.

Symptômes les plus fréquents, en lien avec la zone touchée :
- céphalées généralisées (chez plus de 50 % des malades), surtout le matin, aggravées par la toux
- vomissements
- somnolence ou au contraire agitation
- déficits moteurs et / ou sensitifs : hémiparésie, ataxie, faiblesse motrice
- troubles de l'équilibre
- modifications du caractère, du comportement, confusion, hallucinations
- perturbations visuelles
- convulsions

⚠ *bradycardie = signe d'hypertension intracrânienne*

Ces symptômes s'installent souvent de façon progressive, mais des signes cliniques brutaux peuvent survenir chez 25 % des patients, à cause d'une hémorragie intramétastatique (risque d'hydrocéphalie, voire d'engagement).

Stratégie d'intervention

- Dans tous les cas, corticoïdes à doses élevées :
    - dexaméthasone 16 - 24 mg / jour
            ex. Soludécadron® amp. 4 mg : 4 à 6 amp. per os ou SC
            en 1 x le matin ; après 7 jours, diminuer
            progressivement jusqu'à une dose d'entretien
            efficace (2 à 3 amp. / jour)
    - méthylprednisolone : ex. Solumédrol® 32 à 96 mg / jour en SC ou IV

- La radiothérapie est d'autant plus active que le patient a répondu aux corticoïdes (ce qui prouve que les symptômes sont dus à l'œdème et à l'hypertension intracrânienne plutôt qu'à la destruction des neurones).

- Autres possibilités :
    - chirurgie + radiothérapie pour une métastase unique
    - hormonothérapie pour un cancer hormonodépendant

- Traitement des troubles associés : anxiété, dépression, agitation, confusion, nausées - vomissements... : cf pages correspondantes.

- Une prévention des convulsions peut être utile et doit être discutée ex. valproate sodique, diphénylhydantoïne (cf p. 158).

- Rééducation fonctionnelle, physiothérapie si l'état du patient le permet
Si le patient a des difficultés pour se mouvoir, il est important d'apprendre à ses proches comment l'asseoir au bord du lit, le mettre debout, l'installer sur la chaise percée...
Cet apprentissage, valable pour toutes les situations où la mobilisation pose problème, aide les proches à se sentir utiles, mais également à ne pas s'épuiser physiquement.

- En phase terminale :
    - ne poursuivre que les traitements symptomatiques indispensables
    - discuter l'indication des corticoïdes par exemple (leur arrêt peut provoquer une mort rapide par engagement mais également l'apparition de symptômes douloureux qu'il faut prévenir).

Importance de l'écoute active
Réflexion éthique

- L'entourage est souvent en souffrance face à la modification du caractère d'un patient, et en particulier face à son agressivité. Des phrases comme « Lui qui était si gentil... », « Je ne le reconnais plus... », « Qu'est-ce que je lui ai fait pour qu'il me réponde ainsi ? ... » sont très fréquentes (et pas seulement en cas de métastases cérébrales).

Prenons du temps pour entendre cette souffrance, pour expliquer les raisons de ce changement, pour aider à y faire face, à donner du sens à ce qui arrive.

Nous pouvons ainsi déculpabiliser tant « le comportement changeant » du patient que les réactions des proches, dans des interprétations parfois trop hâtives.

- L'apparition de nouveaux symptômes qui signent une progression de la maladie pose évidemment la question de l'authenticité de la relation, de la vérité du diagnostic.

Il est certain que c'est encore une fois sur le rythme du patient et de ses questions qu'il est le plus juste de se baser pour donner des explications adéquates.

Face à une telle situation, on comprend bien l'intérêt d'instaurer dès le début de la relation un véritable climat d'authenticité et de partenariat (cf p. 206 : l'annonce d'une mauvaise nouvelle).

Les soins de bouche
Nutrition et hydratation

(2), (3), (5), (6), (9), (12), (15"), (42), (44), (51)

Les soins de bouche

Démarche diagnostique

Ils font partie intégrante du confort du patient en fin de vie, parce qu'une bouche en mauvais état peut être source de douleur, de malnutrition, de difficultés de communication, d'infections, de mauvaises odeurs.
Ils sont indispensables pour garantir une certaine qualité à la relation.

Après avoir enlevé les prothèses, en utilisant une bonne lumière et un abaisse-langue, l'examen de la bouche doit être complet et systématique :

INDICATION	EXAMEN	CONDITIONS IDEALES	SITUATIONS PATHOLOGIQUES
Salive	Avec un abaisse-langue, sous la langue	Aqueuse, claire (s'écoule de l'abaisse-langue, n'y adhère pas)	Sialorrhée, xérostomie
Lèvres	Regarder et toucher	Souples et lisses	Crevasses, perlèche
Langue	Regarder la couleur et la texture ; gratter avec l'abaisse-langue	Rose, rugueuse, humide et sans dépôts	Fissures, altération des papilles, croûtes, plaques blanchâtres de candidose
Dents	Regarder	Bien enchaussées et sans dépôts	Déchaussements, présence de chicots
Gencives	Regarder et toucher doucement avec l'abaisse-langue	Roses et fermes	Inflammation, pyorrhée, plaques blanchâtres de candidose
Muqueuses	Regarder	Roses, humides, sans dépôts ni lésions	Ulcères, zones de nécrose, plaques blanchâtres de candidose
Prothèses dentaires	Vérifier le bon ajustement et la propreté	Pas de lésions possibles	Zones pouvant provoquer des lésions, dépôts

Stratégie d'intervention

- **Sécheresse des lèvres :** - vaseline ou beurre de cacao
  - pommade vitaminée
  - parfois Mycolog® (perlèche)

- **Xérostomie**
  - chercher un médicament éventuellement responsable, en particulier : la morphine, les antidépresseurs, les antidiarrhéiques, les diurétiques, les anxiolytiques (benzodiazépines), les neuroleptiques, les anticholinergiques, …
  - humidifier l'air environnant
  - favoriser l'hygiène buccale (brossages, rinçages)
  - humidifier la bouche :
    - boissons fraîches, pétillantes, glaçons
    - brumisateur, par exemple avec de l'eau d'Evian
    - morceaux de fruits frais (ou congelés) à sucer puis recracher : ananas, orange, melon, …
    - salive artificielle en préparation magistrale :
      R/ Méthylcellulose 5 gr
      Essence de citron ou de menthe 15 gttes
      Eau ad 500 ml
  Cette solution, dont la quantité correspond à un mois de traitement, tapisse les muqueuses sèches. On l'utilise pure ou diluée, 6 x / jour. Elle peut être avalée.

  - L'usage de bâtonnets contenant de la glycérine est controversé à cause de leur coût et pour certains, de leur effet irritant.

- **Sialorrhée :**
  - un médicament anticholinergique peut être utilisé per os, en profitant de ses effets secondaires (ex. Laroxyl®) ou en SC (scopolamine) ou en patch (Scopoderm®).

- **Bouche douloureuse**
  - Chewing-gums ou bonbons peu sucrés (pour stimuler la mastication)
  - Rinçages réguliers et bains de bouche avec :
    - une solution bicarbonatée : ex. R/ Bicarbonate de sodium 80 gr
      Borate de sodium 40 gr
      Salicylate de sodium 20 gr
      Essence de citron ou de menthe 15 gttes
      S/ 1/2 càc diluée dans un verre
      d'eau tiède

- Bétadine® buccale (contre douleurs, odeurs, mycoses) :
  diluée moitié-moitié dans de l'eau
- Xylocaïne® gel 2 ou 5 %   5 à 10 minutes avant les repas
- Parfois, nécessité de recourir à la morphine

- **Ulcérations douloureuses, lésions aphtoïdes**
  - préparation magistrale ex. R/ Néomycine® 5 gr
  Solumédrol® 40 mg
  Xylocaïne® 200 mg
  Nystatine® susp. orale 24 ml
  Eau distillée ad 250 ml
  S/ bains de bouche ou tamponnements
  5 à 6 x / jour

  Remarques : - peut être avalé ➡ effet oesophagien
   - amélioration souvent spectaculaire
   endéans les 24 heures

- **Muqueuses recouvertes de croûtes, de dépôts**
  - si les dépôts sont superficiels :
  rinçages avec une limonade type coca-cola pour les décoller
  - si les dépôts sont adhérents :
  tamponnements avec des compresses imbibées - d'eau oxygénée :
  R/ Eau oxygénée à 10 % 30 ml
  Sérum physiologique 60 ml

  - d'huile de paraffine
  dans les deux cas, tamponner, laisser agir quelques minutes, puis rincer

- **Saignements**
  - compresses imbibées d'adrénaline
  de sucralfate : Ulcar® en solution orale :
  efficace, mais coûteux
  d'acide tranéxamique :
  Exacyl® amp. pr injections mais
  buvables 1 gr / 10 ml
  - Etamsylate : Dicynone® amp. pour injections mais buvables
  à 250 mg / 1 ml et cp à 250 mg : 3 à 6 / jour
  - Application de poches de thé (tanin)

- **Infection virale**
  - gel anesthésique topique : ex. Xylocaïne® gel
  - aciclovir : si herpès

- **Candidose**
  - miconazole ex. Daktarin® gel oral 1/2 mesure 4 x / jour à garder en bouche puis avaler
  - itraconazole : activité locale également : ex. Sporanox® sol. buvable 100mg / 10 ml = 1 mesure : 1 mesure 2 x / jour pendant 1 semaine (= 1 flacon)
  - fluconazole : Triflucan® poudre pour suspension orale 50 mg/5ml ou gél à 50 mg : 5 à 10 ml ou 1 à 2 gél 1 x / jour pendant 10 jours
  - traitement des prothèses : brosser puis laisser tremper 15 minutes dans une solution de polyvidone iodée : Bétadine® buccale

  <u>Remarque :</u> bouche sèche, rouge, douloureuse : penser à une moniliase atrophique

- **Mauvaise haleine**
  - soigner la cause quand c'est possible
  - rincer régulièrement la bouche à la polyvidone iodée :
                          Bétadine® buccale
  - tamponner avec des compresses d'eau boriquée à 3 %
  - utiliser un produit désodorisant type Nilodor®
  - en cas de surinfection :
    - prescrire un antibiotique ex. Ampicilline cp 500 mg : 1 cp 3 x / jour
                          métronidazole : Flagyl® cp 500mg :
                                  1 cp 3 x / jour
    - utiliser un bain de bouche : ex. R/ Métronidazole 4 % 120 ml
                          Carboxyméthylcellulose sodique 2 gr
                          Essence de citron ou de menthe 15 gttes
                          Eau ad 480 ml
                    S/ 1 càs pf un bain de bouche

                          Remarque : peut être avalé.

Importance de l'écoute active
Réflexion éthique

- La bouche, par laquelle le bébé commence sa découverte de la vie, est à la fois lieu de passage de la nourriture, source de plaisir, outil de relation.
  C'est aussi une bouche propre qui permet la communication intime, le baiser.

La symbolique qui lui est liée doit donc attirer notre attention dans les difficultés qui apparaissent en fin de vie, dans les soins à proposer et dans les décisions à prendre.

- Les soins de bouche sont parfois assimilés à des soins secondaires, voire même négligés.

Et pourtant, leur absence risque de constituer un obstacle central dans les dernières relations que peut établir un patient.

Par ailleurs, ils sont souvent l'occasion d'un « faire » pour la famille, si souvent condamnée à une relative impuissance, et qui cette fois peut humidifier, rafraîchir... et donc augmenter le confort et le bien-être du patient.

La nutrition

Démarche diagnostique

La perte de poids d'un patient en fin de vie peut être due :

- à la maladie elle-même (cancer, sida, maladies chroniques) et aux troubles métaboliques associés : - processus inflammatoire
  - turnover protéique
  - augmentation du métabolisme de base (compensatoire à la baisse d'activité)
- à une réduction des apports :
  - anorexie
  - dysphagie, dysgueusie
  - pathologies buccales (dentition, ulcérations…)
  - prise de médicaments
  - isolement, dépression
  - fièvre
  - …
- à des pertes excessives : vomissements, diarrhée

Symptômes et conséquences de la malnutrition :

- nausées chroniques
- asthénie, faiblesse
- troubles de l'image corporelle
- confusion
- hypothermie
- fonte musculaire
- constipation
- problèmes buccaux
- troubles de la peau (augmentation du risque d'escarres)
- oedèmes (hypoalbuminémie).

Stratégie d'intervention

Il faut savoir que la dénutrition en fin de vie est un phénomène fréquent.

Il importe de faire la distinction entre un phénomène inévitable, lié à un catabolisme intense (ex. certains cancers) et un phénomène évitable, dû à une absence de prise en charge adéquate (ex. de nombreuses situations gériatriques).

De toute façon, l'objectif doit être d'assurer le meilleur confort possible au patient et d'accompagner la famille dans cette situation difficile.
Il faut aider à comprendre que l'enjeu alimentaire n'est habituellement plus celui de la survie, mais celui du bien-être et du plaisir.

Si on veut évaluer un problème de nutrition, l'albumine est un bon marqueur. Quand il s'agit d'une maladie catabolisante, il représente en outre un facteur pronostic intéressant :
- taux normal : 35 gr / L
- de 30 à 35 gr : il faut une alimentation hyperprotéinée
- de 25 à 30 gr : la situation est préoccupante
- en dessous de 25 gr : la situation est irréversible ; il ne faut pas hospitaliser pour réalimenter

Notre attitude peut être fort différente suivant que le patient mange encore ou qu'il n'a plus d'appétit.

1. Le patient mange encore

Notre rôle est essentiellement celui de donner des conseils diététiques appropriés.
- Aspects qualitatifs
    - choisir des aliments en fonction des préférences du patient
    - répartir leur prise sur plusieurs petits repas et collations
    - être attentif au souhait du patient de manger seul ou accompagné
    - rehausser le goût des aliments (fines herbes…)
    - varier les repas chauds et froids, être attentif à la présentation
    - tenir compte des habitudes antérieures
    - adapter la consistance aux goûts individuels
    - …
- Aspects quantitatifs
    - apport calorique idéal : 30 Kcal / kilo
        ex. 1500 Kcalories pour un patient de 50 kilos
    - ration protéique idéale : 20 % de l'apport total, sous forme de
        - yaourt, fromage frais, lait, milk-shake, œufs, poisson, viande
        - crème à la glace (souvent appréciée, même quand l'appétit diminue fort)
    ⚠ - *Eviter l'acharnement*
    - *Accepter que le patient mange moins, passe un repas…*

- hydratation adéquate : 1,5 L / jour   (cf p. 121)
- multivitamines au besoin   ex. Alvityl®, Multivit®
- éventuellement suppléments d'acide folique :
    ex. - Foldine 1 cp 3 x / jour amp. matin et midi
       - Préparation magistrale :
         R/ Acide folique 5 mg
             Exc. qs pf 1 gél.
         S/ 1 gél. / jour
- traiter les symptômes digestifs qui gênent l'alimentation
- proposer éventuellement des compléments alimentaires :
    - « faits maison » : le lait de poule.
      Il s'agit d'une préparation traditionnelle pour « retaper les malades » dans les régions rurales. Quelle que soit la recette, qui peut d'ailleurs être adaptée au goût de chacun, son contenu est particulièrement riche en protéines (15 grammes) :

      Ex. 3 dl de lait
      1 œuf entier
      sucre suivant le goût
      arôme (café soluble, cacao...).
      Faire chauffer le lait. Avant ébullition,
      le verser sur l'œuf et le sucre en
      fouettant vigoureusement.
      Aromatiser selon le goût du patient.
      Servir chaud ou froid.

      2 dl de lait
      1 œuf entier
      2 boules de glace
      Faire chauffer le lait. Avant ébullition,
      le verser sur l'œuf en fouettant
      vigoureusement. Mettre la préparation
      au frigo pendant quelques minutes.
      Ajouter les boules de glace et mélanger.
      Servir immédiatement.

    - commerciaux :
      Certaines firmes distinguent les compléments alimentaires (quand le patient mange encore la moitié de ses repas)
         Ex. dans la gamme Nutricia, tous les « Forti » :
         1 berlingot = 200 Kcal., 20 gr de protéines,
         +/- 1,48 €
      ⚠ *un aliment hyperprotéiné diminue l'appétit !*

et les <u>aliments de remplacement</u> (quand le patient ne mange quasi plus).

> Ex. dans la gamme Nutricia, tous les « Nutri » :
> 1 berlingot = 300 Kcal.,
> 10 gr de protéines, +/- 1,73 €

Il faut également penser aux jus de fruits enrichis (en calories, protéines, vitamines), surtout si le patient est dégoûté par les produits laitiers.

2. Le patient n'a plus d'appétit

1. Evaluation de la situation

- vécu de ce patient en particulier : il n'a plus faim, il trouve que ça ne vaut plus la peine de se nourrir, il veut s'opposer, il a mal, il souffre…
- état physique du patient : - situation clinique
  - symptômes (dysphagie, état de la bouche, cachexie, état de la peau, douleur, …)
- durée de vie escomptée : - quelques jours à quelques semaines
  - quelques semaines à quelques mois
  - plusieurs mois
- état de la fonction gastro-intestinale, évaluation des voies d'alimentation possibles
- existence d'une aide technique éventuelle (soutien logistique pour une sonde, appel à la seconde ligne possible…)
- attentes de la famille, difficultés d'acceptation, souci de bien faire, …
- réflexion éthique à propos de ce qu'on veut privilégier : qualité de vie, autodétermination du patient, souci de ne pas « en rajouter » par rapport à une situation déjà lourde, désir de ne pas nuire…

2. Précision de l'objectif visé :
Ex. : - assurer le confort et le plaisir
- être attentif à la symbolique de l'alimentation
- soulager des symptômes (escarres, cachexie, …)
- éviter des complications
- améliorer le pronostic

3. Choix de l'attitude la plus adéquate

- <u>conseils diététiques personnalisés</u> :
    - alimentation enrichie, fractionnée en petits repas, privilégiant les goûts du patient... quand il mange encore un peu.
    - soins de bouche, glace pilée, brumisateur... si le patient ne mange plus du tout.

- <u>approche pharmacologique</u> :
    - gastroprocinétiques pour améliorer la vidange de l'estomac
        Ex. : métoclopramide : Primperan® :
            60 mg en SC continu / 24H (pousse-seringue)
        dompéridone : Motilium® :
            1 cp 3 X / jour

    - corticoïdes : effet rapidement significatif sur l'appétit (dans la semaine), mais s'épuisant après 3 semaines.
        Ex. : - dexaméthasone : Soludécadron® amp. 4 mg / 1 ml :
            1 amp. le matin per os.
        - méthylprednisolone : Médrol® cp à 4,16,32 mg :
            16 mg / jour pendant
            1 semaine

        <u>Remarque</u> : s'il n'y a pas d'effets après une semaine, on peut interrompre le traitement sans diminution progressive des doses.

    - progestatifs : effet significatif sur l'appétit plus lent, mais ne s'épuisant pas dans le temps.
        Dose préconisée : 400 à 1600 mg / jour : il existe une relation dose / effet.
            Ex. : acétate de médroxyprogestérone :
                Farlutal® cp à 500 mg

- alimentation artificielle :

   - **si l'intestin est fonctionnel,** la voie entérale peut être utilisée
     - indications principales :
       - tumeur ORL,
       - tumeur de l'oesophage
       - troubles de la déglutition
     - méthodes :
       - sonde naso-gastrique : cf p. 185
       - sonde de gastrostomie : possible en salle de radio, sous sédation

   - **si l'intestin n'est pas fonctionnel,** seule la voie parentérale est possible.
   Il faut tenir compte de son coût et de la surveillance nécessaire, mais elle peut se faire à domicile avec la collaboration des infirmier(e)s.
   Encore une fois, ce choix doit se faire en accord avec le patient et avec ses proches.

4. Information du patient et de ses proches
   - leur avis est très important dans l'évaluation de la situation, et en particulier pour servir de base à la réflexion éthique (cf aussi p. 119), mais nous ne devons jamais oublier de leur donner suffisamment d'informations :
     - montrer qu'on se préoccupe de la situation
     - parler des différentes techniques possibles, des bénéfices réellement escomptés et des désavantages de chacune...
     - expliquer l'importance de privilégier la voie orale
     - ...

Récapitulatif

Objectif visé	Patient ayant de l'appétit	Patient sans appétit
Assurer le confort et le plaisir	Privilégier les goûts du patient	Soins de bouche, glace pilée, brumisateur Essayer des petites portions de crème à la glace...
Soulager les symptômes Éviter les complications	Alimentation enrichie Compléments «maison» ou commerciaux	Sonde naso-gastrique : à discuter
Améliorer le pronostic	Alimentation enrichie Compléments « maison » ou commerciaux	Sonde naso-gastrique, de préférence la nuit

Remarques pratiques

- Dans tous les cas, notons l'importance capitale de la prévention des escarres
- Une alimentation liquide peut être épaissie en cas de fausses déglutitions fréquentes : ex. poudre Nutilis®, inodore et insipide.

Importance de l'écoute active

- Le rapport à la nourriture est souvent problématique en fin de vie et nécessite donc beaucoup d'attention à l'écoute et au dialogue avec le patient et avec ses proches.
Il faut accorder de l'importance à toute la charge symbolique et culturelle qui sont sous-jacentes, et aux nombreuses représentations liées à cette question.

- Tenir compte des souhaits des proches ne veut pas nécessairement dire accéder à ces souhaits, qui peuvent d'ailleurs être en contradiction avec ceux du patient (cf réflexion éthique). Il est indispensable de prendre du temps pour écouter leurs attentes et essayer de comprendre ce qu'elles signifient (acceptation ou refus de la mort prochaine, tentative de « garder » le patient le plus longtemps possible, peur de l'abandonner...).

- Rappelons que quand un patient ne s'alimente plus, il est capital de chercher ce qui motive son attitude. En particulier une aggravation de sa maladie, certains symptômes qu'on pourrait mieux contrôler, parfois de simples soins de bouche, mais aussi une souffrance qu'il ne parvient pas à exprimer autrement.

Réflexion éthique

- Dans la pratique, la question de l'alimentation se pose presque toujours avant celle de l'hydratation.

  Dans la littérature, d'un point de vue éthique, les deux problèmes sont souvent liés.

  Il est sans doute intéressant de se demander pourquoi.

- Soyons attentifs à ne pas invoquer l'éthique de manière injustifiée : plutôt que de réalimenter (ou de réhydrater) « parce qu'on ne saurait pas faire autrement à cause de la famille », rappelons qu'il est plus utile de prendre le temps du dialogue !

  Cherchons à mettre des mots sur la difficulté de ne pas entamer un nouveau traitement, sur le symbolisme de l'alimentation, sur la souffrance des proches...

- Lorsqu'on met en route une alimentation artificielle, on peut se demander s'il faut encore parler de « nourriture ».

  En effet, il n'est sans doute pas possible d'arrêter de donner à manger (ou à boire) à quelqu'un.

  Par contre, il peut être moins difficile de stopper des supports qui maintiennent parfois déraisonnablement un organisme en vie.

  Bien souvent, le type de langage utilisé permet ou non de fixer des étapes thérapeutiques qui peuvent être réévaluées, et donc arrêtées.

  Cet arrêt est bien plus difficile si on utilise des termes tels que « manger » et « boire ».

- Une plus grande neutralité du langage permet donc de revenir plus facilement à n'importe quelle décision, y compris celle de la pose d'une microsonde, souvent vécue comme irréversible.

  Sans doute nous invite-t-elle aussi à nous interroger pour savoir si nous ne fonctionnons pas avec des représentations d'obligations morales qui ne sont pas nécessairement pertinentes.

- Si on décide de se laisser guider par la demande du patient et par celle de ses proches, il faut s'attendre à ce que dans un certain nombre de cas, ces deux demandes soient en désaccord.

  Il est alors nécessaire d'établir une priorité entre les principes ou les valeurs à privilégier : la qualité de la vie, l'autonomie du patient, le désir des soignants de ne pas nuire, de ne pas mal faire...

Pour cela, une réflexion interdisciplinaire est sans doute indispensable : elle permet d'analyser ensemble la situation dans toutes ses dimensions, de partager le vécu de chacun et de progresser vers un consensus en évitant de faire le choix d'un traitement futile ou d'utiliser des moyens disproportionnés.

Une grille d'aide à la décision (cf p. 219) peut être un outil très utile pour structurer cette réflexion et donner vraiment sa place à une éthique délibérative plutôt que normative.

L'hydratation

Démarche diagnostique

Symptômes de la déshydratation
- soif
- bouche sèche
- dysphagie
- apathie, somnolence
- céphalées
- nausées et vomissements
- crampes musculaires
- ralentissement circulatoire qui favorise les escarres
- température
- troubles électrolytiques ➡ désorientation, agitation, irritabilité neuro-musculaire

Bénéfices d'une déshydratation en fin de vie
- diminution des sécrétions respiratoires
- diminution de la production urinaire (et donc des difficultés liées à l'incontinence)
- diminution des sécrétions gastro-intestinales (vomissements, diarrhée)
- diminution de l'œdème péritumoral (douleur)
- diminution de la perception de la souffrance (altération de l'état de conscience)
- diminution de la perception de la douleur (hypothèse : effet antalgique des corps cétoniques).

Stratégie d'intervention

Actuellement, aucune étude clinique ne permet de guider de manière évidente une décision de réhydrater ou de ne pas réhydrater un patient en fin de vie.

Certains font de la réhydratation (comme de l'alimentation artificielle) un soin de base incontournable ; d'autres estiment qu'il s'agit d'un traitement dont il faut chaque fois déterminer l'adéquation.

Certains pensent que la réhydratation prolonge l'agonie, d'autres la mettent en relation avec un confort accru pour le patient.

Certains estiment inacceptable de laisser quelqu'un mourir de déshydratation, d'autres rappellent que la sensation de soif peut être supprimée par des moyens simples comme des soins de bouche, des glaçons...
Il n'est d'ailleurs pas rare de constater que certains patients hydratés par perfusion ont plus soif que des patients non perfusés mais bénéficiant de soins de bouche réguliers et efficaces.

Il semble donc qu'il faille opter pour une prise en charge individuelle de chaque patient

- en tenant compte
    - de la situation clinique générale
    - de la durée de vie escomptée
    - de la cause, éventuellement réversible, de la déshydratation
    - des symptômes particuliers qui lui sont liés
    - de la prise de médicaments à élimination rénale (ex. morphine)
    - des bénéfices probables de cette déshydratation
    - du vécu de chacun, de ses souhaits, de ses attentes
    - du caractère invasif, technique d'une réhydratation éventuelle
    - des améliorations attendues, en termes de qualité de vie

- en réévaluant chaque jour la décision prise

Si une décision de réhydratation est prise, la technique à privilégier à domicile est celle de l'hypodermoclyse, par voie sous-cutanée (cf p. 187).

Importance de l'écoute active

- Elle est primordiale et sa nécessité se fait souvent sentir au moment où nous entendons une phrase comme « On ne peut quand même pas le laisser mourir de soif... »

- L'hydratation, comme l'alimentation, a une grande charge symbolique, ce qui complique souvent les décisions à prendre.

- Une autre source de difficulté provient de l'absence actuelle d'évidence scientifique pour guider notre décision et notre intervention.

- Comme pour l'alimentation, les souhaits des proches peuvent être en contradiction avec ceux du patient.
  Le temps du dialogue est à nouveau indispensable, pour comprendre leurs peurs et leurs angoisses, leurs projections, leur difficulté à accepter de ne « rien faire »...

Et soyons attentifs à ce qui est à l'œuvre en nous également : nos propres peurs, notre propre impuissance, nos propres projections…

- Quand on choisit de ne pas réhydrater un patient, rappelons qu'il reste capital d'être attentif aux différents symptômes liés à la déshydratation, et de lui assurer le meilleur confort possible, en particulier par des soins de bouche réguliers.

Réflexion éthique

- D'une certaine manière, l'absence de consensus scientifique peut être une chance pour l'éthique : elle nous invite à réfléchir avant tout en fonction des bénéfices réellement escomptés pour le patient. Et cela même si la technique à mettre en route est simple (comme c'est le cas pour l'hypodermoclyse).
Cette réflexion a d'ailleurs intérêt à être partagée avec les autres soignants, mais également avec les proches, et, quand c'est possible, avec le patient.
Un consensus entre les différents intervenants est plus facile à obtenir si tous reçoivent le maximum d'informations et d'arguments qui guident une décision.
Quand un consensus est impossible à obtenir, il est quand même moins difficile d'accepter la décision prise si chacun sait ce qui la fonde et a la possibilité de partager son vécu et ses émotions en plus de sa propre réflexion.

- Rappelons le débat qui existe entre les partisans de l'hydratation comme soin de base incontournable, et ceux qui en font un traitement particulier.

- Comme nous l'avons écrit à propos de l'alimentation, le langage employé influence les possibilités de remettre en question les étapes thérapeutiques qui ont été fixées, et éventuellement de les arrêter : arrêter de donner à boire est difficile, voire impossible. Stopper un support qui maintient artificiellement un organisme en vie est moins difficile à envisager.

- Ici aussi, interrogeons-nous à propos de nos préjugés moraux, qui fonctionnent parfois de manière automatique comme autant d'obligations à aller « jusqu'au bout », sans remise en question suffisante de notre fonctionnement.

- Rappelons encore une fois l'intérêt d'une réflexion interdisciplinaire, d'un partage du vécu de chacun, d'une prise de distance, de la recherche d'un discernement et d'une décision argumentée.
Une grille d'aide à la décision (cf p. 219) peut être un outil précieux pour nous guider dans ce travail.

Les symptômes génito-urinaires. La sexualité en fin de vie.

(2), (3), (5), (12), (33), (41), (45)

RAPPEL ANATOMO-PHYSIOLOGIQUE

La miction nécessite
- un réflexe autonome à la fois sympathique : D10 - D12 - L1
et parasympathique : S2 à S4
et
- un contrôle volontaire : le sphincter strié externe est innervé par des fibres sacrées (S2 à S4) sous contrôle cortical

En pratique :
- en cas de lésion entre le cortex et D10 :
    - perte du contrôle volontaire
    - miction par réflexe autonome

- en cas de lésion en dessous de D10 :
    - perte de l'arc réflexe
    - rétention urinaire

Irritation et spasmes vesicaux (ténesme)

Démarche diagnostique

PRINCIPALES CAUSES :

- corps étranger (sonde à ballonnet)
- infection (cystite)
- tumeur vésicale ou pelvienne
- lésion neurologique : accident vasculaire cérébrale, sclérose en plaques, ...
- secondaire au traitement : radiothérapie, chimiothérapie
- lithiase urinaire

En fonction de l'anamnèse et de l'examen clinique, il peut être utile de demander un sédiment urinaire et une culture, parfois une échographie.

Stratégie d'intervention

1. Si une sonde est en place :
- rinçage vésical ou irrigation vésicale continue
- diminution du volume du ballonnet
- éventuellement, changement de sonde

2. Antiseptique urinaire ou antibiotique en cas d'infection

3. Anticholinergique

    Ex. : chlorpromazine en préparation magistrale :
       R/ Chlorhydrate de chlorpromazine 25 mg
       Excipient qs pf 1 gélule
    S/ 1 gel. 3 X / jour

    oxybutynine : Ditropan® cp à 5 mg : 1 cp 2 à 4 x / jour

    flavoxate : Urispas® dr. à 200 mg : 1 dr. 3 à 4 x / jour
       action anticholinergique + analgésique + anesthésique locale

    scopolamine : amp. à 0,25 mg / 1 ml : 1 à 2 amp. en SC toutes les 4 à 6 H

⚠ *- effets secondaires des anticholinergiques : sécheresse de bouche, constipation, risque de rétention urinaire et contre-indication relative en cas de glaucome à angle étroit*
- sédation ++ avec la scopolamine, et parfois confusion

4. Antidépresseur tricyclique
    intéressant pour l'effet anticholinergique et l'action sur la douleur neurogène parfois en cause
    Ex. amitriptyline : Laroxyl® cp à 25 mg : 1 à 2 cps le soir

5. Mise en place d'une sonde :
    elle évite le contact irritant d'une urine concentrée sur la muqueuse vésicale
    Ex. tumeur vésicale, déshydratation

Importance de l'écoute active

- L'émission d'urine est un processus d'élimination qui concerne un volume important et qui est relative à une fonction symbolique et sociale non négligeable, entre autres par les organes en cause, liés à l'intimité et à la sexualité.

  Les difficultés dues à la maladie et à ses répercussions dépassent donc largement le cadre des symptômes.

  Nous pouvons favoriser l'expression de ces difficultés si nous y sommes attentifs, si nous posons des questions adéquates, et si le patient peut sentir de l'empathie et du respect dans notre réaction.

Réflexion éthique

- Chacune des situations évoquées dans les symptômes génito-urinaires présente différentes alternatives de traitement, et la décision doit chaque fois se prendre dans l'attention aux souhaits du patient.

  C'est un domaine par excellence où l'éthique prolonge l'écoute active.

- La dignité de l'être humain, et la perception qu'en a le patient, est souvent atteinte, en particulier dans l'incontinence.

  C'est à travers notre regard et notre attitude qu'il peut trouver ou retrouver cette dignité.

Dysurie et rétention

Démarche diagnostique

PRINCIPALES CAUSES :

- tumeur pelvienne avec compression du col vésical ou atteinte du plexus lombo-sacré
- obstruction urétrale
- métastases lombo-sacrées avec compression médullaire ou radiculaire
- médicaments anticholinergiques
- fécalome

EXAMEN CLINIQUE :

- rechercher un globe vésical : - tendu et douloureux s'il est aigu
 - mou et non douloureux s'il est chronique

- faire un toucher rectal pour : - exclure un fécalome
 - évaluer le volume prostatique

- examen neurologique à la recherche d'un déficit sensori-moteur.

Stratégie d'intervention

- Si possible, supprimer les médicaments responsables.
- Eliminer le fécalome éventuel (cf p. 59)
- En cas de problème prostatique :
    1. essai avec les alpha bloquants : térazocine : Dysalfa® cp à 1 et 5 mg : commencer par 1mg pendant 7 jours, puis augmenter progressivement la dose.
    2. essai avec les analogues de la LH-RH en cas de cancer :
       ex. triptoréline : Décapeptyl®
           goséréline : Zoladex®
           ...
- Une sonde est souvent inévitable.
- Elle prévient : - les mobilisations douloureuses
 - la macération des escarres

Il ne faut pas l'utiliser en cas de sténose urétrale ou de traumatisme de l'urètre ; la mise en place d'un cathéter sus-pubien (par sécurité sous échographie abdominale) représente alors une alternative intéressante si la durée de vie envisagée le justifie.

Il ne faut prescrire des antibiotiques que s'il y a des signes cliniques ou biologiques d'infection.

Importance de l'écoute active

- Chez les personnes âgées en fin de vie, une rétention urinaire peut se manifester uniquement par de l'agitation et / ou de la confusion :
soyons-y attentifs.

- L'angoisse que peut vivre chaque patient face à une telle situation doit de toute façon être prise en compte. L'attention à ce qui est le plus difficile pour lui et les informations claires que nous pouvons apporter sont souvent aidantes.

Réflexion éthique

- Même quand, d'un point de vue médical ou infirmier, la nécessité d'une sonde est évidente, elle n'est pas toujours facile à accepter par le patient.

Ici comme ailleurs, cherchons à promouvoir son autonomie et prenons donc le temps d'envisager avec lui les différentes possibilités avec leurs avantages et leurs inconvénients.

Il arrive par exemple que plutôt qu'une sonde à demeure, un patient préfère des sondages itératifs (une fois par jour).

Incontinence urinaire

PRINCIPALES CAUSES

- incontinence urinaire : par descente du col vésical (prolapsus)
- miction impérieuse par irritation et spasmes vésicaux (ténesme)
- déficit sphinctérien (neurologique ou chirurgical)
- incontinence par regorgement : évolution à bas bruit d'une rétention urinaire chronique

Stratégie d'intervention

Différentes sortes de protection sont disponibles : il peut s'agir de langes anatomiques (qui ne se ferment pas sur le côté) ou de langes complets.
Pour des personnes confuses mais relativement valides, il est souvent utile de proposer des langes munis d'élastiques, qui s'enfilent comme un slip et donnent l'impression d'en avoir un, ce qui est souvent apaisant.

Des étuis péniens de différents modèles (avec ou sans autocollants) peuvent être très utiles.
Ils sont remboursés intégralement sur prescription médicale : pour chaque patient, il est important de discuter du modèle le plus adéquat avec un(e) infirmier(e).
S'ils sont utilisés un certain temps, il faut être attentif aux risques d'irritation de la verge, de macération...

Le coût de ces différentes protections est très variable : il est important d'en tenir compte également.

Si on utilise une panne, la plus confortable est une panne orthopédique en plastique, à réchauffer avant de la placer sous le patient.

Importance de l'écoute active

- Soyons très attentifs à ce symptôme qui est une cause d'inconfort majeur, mais dont les patients sont parfois gênés de parler : posons donc des questions claires à ce sujet, tout en nous rappelant le deuil de leur propre image que suscite l'incontinence.

- Par ailleurs, n'oublions pas que certains patients préfèrent se retenir, même très longtemps, plutôt que d'uriner dans un lange. Il importe alors d'abandonner nos propres projets ainsi que ceux de leur entourage pour se centrer avant tout sur les souhaits et les possibilités du patient.

Réflexion éthique

- La dignité de l'être humain, et la perception qu'en a le patient, peuvent être atteintes dans l'incontinence.
  Par notre regard et notre attitude, nous pouvons témoigner de la dignité de chacun, quels que soient les symptômes qui affaiblissent et dégradent son corps, quelles que soient les souffrances qui le traversent.

- Quand un patient refuse les protections (pudeur, sentiment d'humiliation, déni par rapport à l'incontinence et à la gêne), il peut exister un conflit avec ses proches qui s'épuisent dans des lessives interminables.

- Avant la prescription de langes, soyons clairs sur ce qui nous motive : le confort du patient, ou celui de son entourage ?
  Il importe de bien faire comprendre au patient que c'est d'abord son propre confort qui est en jeu dans notre décision, et non pas la facilité pour ses proches.
  Dans la réalité cependant, le patient peut être sensible à la charge qu'il représente pour les autres et le manifester dans ce qu'il exprime.

Hématurie

Démarche diagnostique

PRINCIPALES CAUSES :

- infection
- tumeur des voies urinaires
- trouble de la coagulation
- lithiase urinaire

ORIGINE :

- si l'hématurie apparaît en dehors de la miction, penser à une cause urétrale
- si l'hématurie est macroscopique et donc facile à diagnostiquer,
  on distingue, en théorie,
    - la présence de sang rouge, qui doit faire penser à une origine basse
    - la présence de sang plus foncé, qui doit faire penser à une origine haute
  en pratique, cela a peu d'intérêt.

Stratégie d'intervention

- si c'est possible, traiter la cause
- stopper les anticoagulants s'il y en a
- demander au patient de boire beaucoup pour éviter l'apparition de caillots
- s'il y a des caillots, utiliser une sonde adéquate : sonde charrière 22-24 (diamètre plus important) + cathéter à 3 voies, dont 1 voie pour l'irrigation continue.

Importance de l'écoute active

Quand elle est macroscopique, l'hématurie provoque souvent beaucoup d'anxiété chez le patient et chez ses proches : encore une fois, tenons en compte dans notre attitude et notre réaction.

Réflexion éthique

Par ailleurs, comme dans d'autres situations, ce nouveau symptôme peut être vécu comme le signe d'une évolution, d'une aggravation de la maladie.
Prévoyons donc de donner du temps au patient pour qu'il sente notre disponibilité et notre souci de l'aider non seulement par rapport à ses symptômes, mais également par rapport à son vécu (ici encore, nécessité de prescriptions anticipées). C'est dans de tels moments que l'authenticité de la relation peut être favorisée, en se basant bien sûr sur le rythme du patient.

Douleurs pelviennes

Démarche diagnostique

Elles sont fréquentes dans l'évolution des cancers urologiques, gynécologiques ou digestifs.

Leur développement correspond le plus souvent à l'évolution locale de la tumeur.

La souffrance physique s'accompagne habituellement d'une anxiété qu'il est nécessaire de prendre en compte.

L'anamnèse est particulièrement importante pour identifier l'origine de la douleur.
Il faut s'attarder :
- à l'histoire médicale
- aux caractéristiques de la douleur (localisée, diffuse, intense, profonde…)
- à ses circonstances d'apparition (début brutal, douleur intermittente…)
- à sa localisation
- à son irradiation
- aux symptômes associés (gynécologiques, urinaires, digestifs ou ostéo-articulaires).

Une hyperthermie ou un état de choc orientent aussi le diagnostic.

La recherche de la sensibilité (tact et piqûre) peut être déterminante.

L'examen clinique doit se faire dans une atmosphère détendue, en limitant autant que possible les intervenants et en évitant de répéter les gestes qui provoquent la douleur.

DIAGNOSTIC DIFFÉRENTIEL DES DOULEURS PELVIENNES

DOULEUR VISCERALE	DOULEUR PERITONEALE	DOULEUR OSSEUSE
- ressentie profondément	- ressentie dans la région sus-pubienne, irradiation vers les 2 fosses iliaques, toujours inférieure à l'horizontale passant par les 2 épines iliaques antéro-supérieures	- origine : colonne, hanches, symphyse pubienne
- territoire large, mal délimité	- zone plus précise et plus localisée	- irradiation dans les membres inférieurs
- contracture peu prononcée	- parfois contracture musculaire	- accentuée par la mobilisation de la région atteinte
- organe creux : douleur par distension - organe plein : douleur par ischémie	- exacerbée par de simples secousses - très sensible à la percussion	- souvent accompagnée d'hyperesthésie ou de dysesthésie à distance

Stratégie d'intervention

Elle est fonction du contexte : degré d'urgence, importance de la douleur et des signes associés.
Dans le cadre de soins palliatifs, un peu de patience peut aider à mieux évaluer ce qui se passe et comment il faut réagir.

Un tableau d'abdomen aigu demande de poser le problème du maintien à domicile, et de toutes les mesures à prendre en fonction de l'évolution.

Une pathologie infectieuse peut justifier une antibiothérapie qui améliorera rapidement les symptômes.
Le plus souvent, la cause est cependant tumorale par envahissement de proche en proche.

En ce qui concerne la douleur :

- <u>pour des douleurs osseuses</u> : cf p. 31

- <u>pour des douleurs viscérales et péritonéales</u> :
  - anticholinergique
    ex. : - butylscopolamine : Scoburen® : amp. 20 mg / ml :
    1 amp. 3 à 6 X / jour
    - scopolamine amp 0,125 à 0,250 mg, 4 à 6 X / jour en SC
  - spasmolytique musculotrope :
    ex. : phloroglucinol : Spasfon® lyoc et suppo :
    2 lyoc ou 1 suppo 3 x / jour

    tiémonium : Viscéralgine® forte :
    cp à 25 mg : 2 à 6 cp / jour
    suppo à 50 mg : 2 à 4 suppos / jour
    amp. à 10 mg : 2 à 4 amp. /jour

  - corticoïde : ex. dexaméthasone : Soludécadron® amp. 4 mg / 1 ml
    boîte de 3 ampoules
    commencer par 3 à 4 amp. per os ou SC en une fois,
    le matin, puis diminuer progressivement
    quand la situation le permet.
    ex. méthylprednisolone : Solumédrol® amp. 20, 40,
    120 mg : 40 à 120 mg / jour en SC

- les antalgiques classiques (dont la morphine et les co-analgésiques) ont également toute leur place ici : cf pp. 19 et 28.

Remarque pratique

Un zona sacré débutant peut constituer un véritable piège diagnostique : la topographie des troubles de la sensibilité est dans ce cas très utile.

Importance de l'écoute active

La composante anxieuse et le caractère émotionnel que peuvent avoir ces douleurs constituent souvent un appel, un signal de détresse envoyé aux soignants et à l'entourage.

Il est important de le percevoir, de manifester dans notre attitude qu'on l'a senti et compris, et d'y réagir

Réflexion éthique

Les douleurs pelviennes peuvent avoir des causes multiples, de gravité variable, et peuvent renvoyer à des dimensions symboliques rarement exprimées.

De plus il est possible qu'aucune étiologie ne soit perceptible.

L'accepter et le reconnaître est une première manifestation fondamentale de solidarité et d'humanité.

Une phrase comme *« je ne trouve pas d'origine, mais je vois bien que vous avez très mal »* risque d'aider bien plus le patient que si on lui dit que *« pourtant, il n'y a rien d'anormal… »*.

La sexualité en fin de vie

PERTURBATION DE L'IMAGE DU CORPS

- La maladie et ses conséquences entraînent pratiquement chez chaque patient des modifications profondes et souvent visibles du corps (amaigrissement, amputation d'un sein, perte des cheveux, oedèmes, stomie...) ainsi que de son image, non seulement à l'intérieur de lui-même, mais également dans la manière dont il se sent regardé, dont il se sent vu.
- Le regard des soignants est donc primordial à cet égard. Il peut refléter le dégoût, le refus, la peur... ou au contraire la chaleur, l'accueil, l'empathie. Mais encore une fois, cette empathie, cet accueil, cette chaleur humaine face au corps dégradé, amoindri, souffrant, ne sont possibles que si nous avons un autre espace où nous pouvons travailler, partager, comprendre notre angoisse, notre souffrance, notre questionnement.

VECU DE LA SEXUALITE

- En fin de vie, il est souvent considéré comme absent (ou devant l'être) et n'est que peu abordé par les soignants.
  Parfois, on entend des infirmières exprimer une réaction (souvent un malaise) par rapport à une remarque ou un geste d'un patient évoquant une dimension sexuelle ou érotique lors d'un soin : demande, désir, plaisir, déception... La colère, la fuite, la gêne sont alors fréquemment présentes, et une aide difficile à trouver.

- Les plaisanteries des soignants par rapport à la sexualité des patients expriment sans doute souvent leur malaise et leur manque de formation et de réflexion à cet égard. Il en va de même des jugements quant à la place de la sexualité lors d'une maladie, et a fortiori en fin de vie.

- La manière dont chacun vit sa sexualité et dont il choisit de la vivre est pourtant un facteur important par rapport à la qualité de la vie et doit donc être prise en compte en soins palliatifs.

  Dans cette situation particulière, <u>sur le plan psychologique et émotionnel</u>, la sexualité est entre autres influencée par
  - la confrontation avec la mort   (eros et thanatos)
  - la perception de l'image corporelle
  - l'anxiété   (et parfois la dépression)

- la dépendance (traitements, soins, soignants, proches…)
- les modifications relationnelles liées à la maladie
- le manque d'intimité

et <u>sur le plan organique</u>, par
- l'altération de l'état général
- l'intensité de différents symptômes (douleur, dyspnée, nausées…)
- les effets secondaires des traitements

SUR LE PLAN PRATIQUE,

il est important

- d'oser aborder ouvertement et dans un vrai dialogue cette dimension essentielle de l'être humain.

- d'y être sensible dans les choix thérapeutiques (ex. les effets secondaires des anticholinergiques peuvent nécessiter la mise en place d'une sonde).

- de pouvoir donner des informations et des conseils adéquats et concrets au patient et à ses proches.
Ces conseils auront parfois valeur de permission ou d'autorisation pour certains, qui, sans cela, n'auraient peut-être pas osé aborder un sujet dont il est tellement difficile de parler, même pour de nombreux soignants.
Nous pouvons d'ailleurs interroger notre propre capacité ou incapacité, nos résistances ou notre malaise à en parler alors que nous sommes habitués à voir des corps nus, à les mettre à nu, à les sonder, à les palper, à y entrer pour un toucher vaginal ou rectal…

- de favoriser l'intimité de chacun et le respect de cette intimité par tous les soignants : en permettant la rencontre des corps, même en dehors d'une relation sexuelle, elle fait place à la tendresse, à la possibilité d'être dans l'échange, dans le donner et le recevoir, et donc dans la vie, jusqu'au bout.

Les problèmes cutanés. Oedème et lymphoedème.

(2), (3), (5), (12), (18), (46)

Les escarres

Démarche diagnostique

Il s'agit de la nécrose des tissus cutanés et sous-cutanés provoquée par une compression prolongée.
L'ischémie des tissus mous est à l'origine de l'escarre.
Le terme « plaie de pression » est parfois préféré.

FACTEURS DE RISQUE

- **Généraux**

  - Immobilité : douleur, sédation, coma, fracture, ...
  - Facteurs métaboliques : déshydratation, dénutrition, diabète, anémie
  - Facteurs circulatoires : déshydratation, insuffisance cardiaque, artérite
  - Facteurs neurologiques : déficit sensori-moteur

- **Locaux**

  - Compression continue
  - Frottement (abrasion de l'épiderme) et cisaillement (glissement sur un siège)
  - Macération (incontinence ou transpiration excessive)

  Deux éléments sont à considérer : - le gradient de pression
                                                            - sa durée

MANIFESTATIONS CLINIQUES

- **Localisation**

  - Sacrum, ischions, trochanters, malléoles, talons
  - <u>Remarques :</u> - la nécrose commence près de l'os
                   (endroit de pression maximale)
               - la superficie affectée par la anticipation est plus grande
                  en profondeur qu'en surface : c'est l'effet de cône.

- **Classification**

  - Stade 1 : érythème (avec œdème et chaleur)
  - Stade 2 : lésion cutanée : - épiderme (abrasion)
  -                             - derme (phlyctène)
  - Stade 3 : lésion de l'hypoderme avec perte de substance (ulcère)
  - Stade 4 : perte de substance (lésion) qui s'étend aux muscles, os et tendons

Stratégie thérapeutique

1. TRAITEMENT PREVENTIF

- changements réguliers de position
- protection des proéminences osseuses (coussins ou protections spéciales)
- exercices actifs et passifs (massages)
- matelas spécial (air)
- vêtements adéquats (absence de plis)
- sondage vésical éventuel
- amélioration de l'état général (hydratation, alimentation oxygénation, ...)
- correction de l'anémie, du diabète ou d'autres troubles métaboliques

2. TRAITEMENT CURATIF

    # RINCER ET NETTOYER

Utiliser du - sérum physiologique :
        NaCl O,9 %, Physiomer® en pulvérisations
        (diminuent la douleur)
   ou - un antiseptique doux :
- hypochlorite de sodium (Dakin®),
- chlorure de benzalkonium (Dermaspray®)
- polyvidone iodée (Bétadine® savon)
- Hexamidine (Hexomédine® transcutanée)...

⚠ *EPONGER et ne pas frotter*

DEBRIDER

Débridement : - <u>mécanique</u> : chirurgical
- <u>chimique</u> : à l'aide d'enzymes protéolytiques
  (trypsine, élase, travase...) : leur usage est remis en question
- <u>autolytique</u> : sélectif et atraumatique, grâce à des pansements occlusifs.
  Ils absorbent l'eau de l'exsudat et forment une couche gélatineuse qui recouvre la plaie.
  Cela crée un environnement humide favorable à la formation de tissu de granulation et à la régénération de l'épithélium.

CHOIX D'UN PANSEMENT EN FONCTION DES OBJECTIFS POURSUIVIS :

- Viser la cicatrisation
- Contrôler l'exsudat
- Obturer les espaces morts
- Prévenir la déshydratation de la plaie
- Protéger la peau environnante

TRAITER LA DOULEUR

cf p. 16

CARACTERISTIQUES ET USAGES DE DIFFERENTS PANSEMENTS :

OCCLUSIF

- TRANSPARENT (film de polyuréthane)

- Semi-perméable
- Adhésif
- Peut rester en place plusieurs jours
- ex. Méfilm®, Opsite® flexifix (en rouleaux ➡ économique), Tégaderm®

- HYDROCOLLOÏDE

- Contient des macromolécules dispersées dans un milieu aqueux
- Adhésif
- Permet la granulation
- Peut rester en place plusieurs jours (3 en moyenne)
- ex. Comfeel® plaque biseautée (remboursé), Duoderm® (remboursé), Tégasorb® (ovalaire ou rectangulaire ➡ pour endroits « difficiles »)

NON OCCLUSIF

- HYDROGEL

- Contient des macromolécules dispersées dans un gel
- Maintient l'hydratation (➡ utiliser si sec ou trop sec)
- Reconstitue un milieu humide propice à la cicatrisation
- Doit être changé chaque jour
- A recouvrir d'un pansement occlusif transparent
- Ex. sur peau épaisse (talon) : Duoderm® hydrogel, Intrasite® gel
     sur peau mince ou plaie avec bords ulcéreux : Flamigel®

- ALGINATE

- Fabriqué à partir d'algues marines brunes
- Très absorbant (➡ utiliser si humide ou trop humide)
- Parfois employé pour son effet hémostatique
- A recouvrir d'une compresse banale, ou mieux type Mélolin®
- A bien humidifier avant d'enlever
- Ex. Algostéril®, Kaltostat®, Seasorb®, Tégagel®

Remarque : Comfeel® purilon = alginate + hydrogel en plaque

- HYDROCELLULAIRE

- Constitué d'une mousse de polyuréthane
- Très absorbant
- Très maniable et indolore lors de l'enlèvement
- Peut rester en place pendant plusieurs jours
- Ex. Allevyn® adhesive, Cutinova® hydro

⚠ *Etre attentif au coût de ces différentes spécialités.*

Remarques pratiques

Il est capital de prendre en compte les facteurs associés :

1. L'infection

- toutes les escarres sont colonisées par une flore microbienne qui favorise la détersion.
- les prélèvements bactériologiques sont inutiles.
- des antiseptiques peuvent être utilisés, principalement pour protéger les tissus avoisinants.

- des antibiotiques systémiques doivent être envisagés dans les infections profondes, la cellulite, les risques d'ostéomyélite ou de septicémie.

2. Les odeurs

- elles sont provoquées par la prolifération de germes anaérobies
- elles nécessitent
    - un rinçage avec du sérum physiologique pour enlever les débris nécrotiques
    - la prescription magistrale de métronidazole 2% dans une base de Beeler (250 ou 500 gr)
    ou l'emploi de compresses au charbon type Carboflex®
    - l'utilisation d'un pansement occlusif
    - parfois un traitement per os :
        - métronidazole : Flagyl® cp à 250 mg : 4 à 6 cps / jour
        - clindamycine :   Dalacine C® gél à 75, 150 et 300 mg :
                                        600 à 1200 mg / jour, en 3 à 4 prises

3. La douleur

- il faut prévenir la douleur liée aux soins en donnant un analgésique 1 heure avant : paracétamol, AINS, entre-dose de morphine, ou même midazolam (Hypnovel®) suivant le patient et la situation
- si la douleur est présente même en dehors des soins, on peut utiliser de la lidocaïne ex. Xylocaïne® gel
- il faut de toute façon être attentif aux changements de position intempestifs et à la détersion trop forte

4. Les saignements

- on peut utiliser : - un pansement hémostatique résorbable
                    ex. Gelfoam®, Surgicel®, …
    - un pansement à base d'alginate
    - une compresse imbibée :
        - de chlorhydrate d'épinéphrine : Adrénaline®
                                        amp. 1 mg / 1 ml
        - d'acide tranexamique : Exacyl® amp. 1 gr / 10 ml
    - du nitrate d'argent
    - l'électrocoagulation, le laser, la cryothérapie

- un traitement général est parfois indiqué : cf p. 157

Importance de l'écoute active

- La difficulté des soins ainsi que l'inconfort et la douleur que des plaies peuvent provoquer doivent être prises en compte pour aider au mieux le patient.
- Il est important d'être attentif à sa position pendant les soins, de lui demander celle qui lui convient le mieux, d'en discuter avec l'infirmier(e), de simplifier parfois le pansement au maximum.
- Ecouter ce que le patient peut dire de ses plaies, écouter ses craintes, ses angoisses et manifester qu'on les entend nous aidera à adapter au mieux les soins et les traitements nécessaires.

Réflexion éthique

- C'est bien le confort du patient, et non pas la cicatrisation de l'ulcère qui est l'objectif prioritaire.
- Les soins nécessaires doivent donc être réévalués quotidiennement, en fonction de cet objectif.
- Les odeurs provoquées par des lésions cutanées sont parfois insupportables.

  Nos gestes, nos mimiques, notre regard, nos paroles sont ici déterminants par rapport à la souffrance du patient et à sa dignité.

  Plutôt que de faire semblant que nous ne sommes pas incommodés, il est sans doute bien plus juste de parler de la difficulté de chacun (même en termes de nausées par exemple), tout en montrant que cela ne peut empêcher ni la rencontre, ni la dignité, ni l'humanité.
- La bonne coordination entre le patient, ses proches, les infirmier(e)s et le médecin généraliste prend toute son importance dans des soins comme ceux des plaies et l'anticipation des phénomènes douloureux traduit bien le respect accordé au patient.

Le prurit

Démarche diagnostique

CAUSES PRINCIPALES :

- **DERMATOLOGIQUES**
    - sécheresse ou humidité (macération)
    - eczéma ou dermatite de contact (allergie)
    - urticaire
    - lichen plan
    - mycoses

- **SYSTEMIQUES**
    - métaboliques : - stase biliaire
                    - insuffisance rénale
                    - hypo- ou hyperthyroïdie
    - métastases
    - hématologiques : - lymphome
                      - leucémie
                      - myélome
                      - anémie ferriprive
- stress
- médicaments
- sine materia

Stratégie d'intervention

Il faut soulager le patient et éviter l'excoriation, l'inflammation, l'infection

1. TRAITEMENT TOPIQUE

- hydrater la peau et utiliser des émollients :
    ex. Bépanthéne®, Biafine®, Cold cream®
    Neutrogéna®

- utiliser une lotion mentholée (0,5 à 2 %) : R/ Menthol 500 mg
                                              Alcool à 95° 3 à 5 gouttes
                                              Lotion hydratante 100 ml
    ou une solution huileuse à base de calamine   ex. gel de calamine Thérica®

- employer des corticoïdes locaux (cf nombreuses spécialités) :
    crème si peau humide
    onguent si peau sèche

- si la peau est trop humide, la protéger avec de l'oxyde de zinc (ex. Aloplastine®) ou du talc

2. TRAITEMENT SYSTEMIQUE

On peut utiliser :

- un antihistaminique anti H1 (suivant les habitudes de chacun) surtout en cas d'urticaire
- un corticoïde
    ex. dexaméthasone : Soludécadron® amp. 4mg / ml :
        1/2 à 1 amp. per os ou SC / 24 H
- un antidépresseur tricyclique
    ex. doxépine : Sinéquan® cp à 10 et 25 mg : 1 cp 3 x / jour
- un antidépresseur de la classe des SSRI
    ex paroxétine : Déroxat® cp à 20 mg : 1 à 2 cp / jour
- un sédatif
    ex. hydroxyzine : intermédiaire entre les antihistaminiques
        et les neuroleptiques
        Atarax® cp à 25 et 100 mg , sirop à 10 mg / c à c :
            10 à 25 mg 3 x / j
            plus 25 à 100 mg au coucher

3. AUTRES POSSIBILITES

- tenter de supprimer la cause quand c'est possible
- évaluer la possibilité d'une prothèse biliaire en cas de stase biliaire
- employer la colestyramine, mais son utilité est controversée :
    Questran® sachets à 4 gr : 1 sachet 4 x / jour
- essayer la Rifampicine : Rifadine® gél à 300 mg : 1 gél 2 x / jour

Importance de l'écoute active

Le prurit est souvent un symptôme mal vécu par la patient et par sa famille. Il est important d'être attentif à toute la dimension psychologique qui l'accompagne, et de calmer l'anxiété.
Il faut également tenir compte de ce symptôme dans l'évaluation de la qualité de vie du patient

Réflexion éthique

- La difficulté de contrôler le prurit confronte parfois le médecin à son impuissance et risque alors de provoquer une sorte d'irritation, qui l'empêche de reconnaître la souffrance du patient et de le mettre au centre du processus.

- Sur un plan rationnel et scientifique, la recherche d'une étiologie est une démarche logique. Il importe cependant d'être conscient des limites de son apport réel pour le soulagement des symptômes, qui doit rester prioritaire.

Oedème et lymphoedème

Démarche diagnostique

1. OEDEME

Il peut être dû à une pathologie cardiaque ou veineuse (phlébite), mais dans la phase avancée d'une maladie cancéreuse, il est le plus souvent lié à l'hypoalbuminémie : malnutrition, insuffisance hépatique, perte rénale.

2. LYMPHOEDEME

Un œdème peut rapidement devenir lymphoedème par lésion du tissu lymphatique :
- infiltration locale par la tumeur
- séquelles de chirurgie
   de radiothérapie
- infection : c'est le mécanisme le plus fréquent

PRINCIPAUX SYMPTOMES

- inconfort, sensation de serrement, de lourdeur
- douleur par obstruction veineuse
   inflammation
   infection
- suintement de la lymphe
- évolution vers l'hyperkératose et la fibrose
- risque important d'infection (cellulite et dermite)
   ⇨ apparition de signes généraux

Remarques pratiques

- le lymphoedème qui est mou et dépressible au début évolue en s'organisant et en formant une fibrose interstitielle.
- il ne cède pas au repos avec les jambes surélevées, contrairement à l'œdème.
- une thrombose veineuse profonde peut coexister avec un lymphoedème et compliquer alors le diagnostic.
- chaque épisode infectieux aggrave la fibrose : il faut donc intervenir rapidement en cas d'infection débutante et avoir prévenu le patient, ses proches, les infirmier(e)s de cette nécessité.

Stratégie d'intervention

- TRAITEMENT PREVENTIF

- favoriser la mobilité (propulsion de la lymphe) et les exercices non violents.
- surélever les jambes au repos.
- prescrire des massages doux, manuels ou avec l'aide d'un appareil électrique, 2 x 15 minutes par jour.
- utiliser une contention :
    - bas de support ou bandage élastique : les ôter au coucher et les remettre au réveil (pression de 10 à 35 mm Hg vérifiable avec un tensiomètre)
    - éventuellement, compression pneumatique intermittente.
- lutter contre la sécheresse de la peau (crème émolliente le soir).
- insister sur l'importance d'une hygiène adéquate pour prévenir l'infection.
- éviter les traumatismes et les infections dans le membre atteint.

- TRAITEMENT CURATIF

Il est DIFFICILE !
Il faut essayer d'agir précocement, avant que la fibrose ne s'installe :

1. renforcer toutes les mesures de prévention
   - <u>exercices :</u> quand c'est possible, faire mobiliser par le patient lui-même le(s) membre(s) oedématié(s) 2 à 3 fois par jour
   - <u>drainage lymphatique :</u> même si à un certain stade, l'oedème ne peut plus être résorbé, le bien-être, l'impression de légèreté du membre et la relaxation procurés au patient ont un intérêt capital.

2. soins de peau méticuleux avec utilisation d'antiseptiques non irritants
   tels que la polyvidone iodée (ex. Isobétadine®) en cas d'effraction cutanée

3. diurétiques : leur utilité est limitée sauf
   - s'il existe une composante cardiaque ou veineuse
   - en cas de prescription - d'AINS
                            - de corticoïdes
   ⚠ *Ils peuvent être nuisibles en cas d'obstruction veineuse ou lymphatique : ils risquent d'augmenter la diurèse jusqu'à la déshydratation, sans modifier l'oedème local.*

4. corticoïdes : ils sont utiles en cas d'obstruction lymphatique provoquée par l'infiltration tumorale :
   ex. méthylprednisolone : Solumédrol® amp. 20, 40, 120 mg :
   40 à 120 mg en SC

5. antibiotiques : le plus vite possible en cas d'infection :
   pénicilline résistante aux pénicillinases
      ex. cloxacilline : Orbénine® caps. à 500 mg :
         1 caps. 4 x / jour pendant 15 jours

6. héparine à bas poids moléculaire en cas de thrombose veineuse profonde
      ex. Fragmine®, Fraxiparine®, Innohep®, Lovenox®

Importance de l'écoute active

- Au-delà des gestes techniques, il faut cette fois encore se préoccuper de l'inconfort provoqué par ce symptôme et écouter ce que le patient en dit.
- Les modifications morphologiques dues à l'œdème ont des conséquences esthétiques et sur l'image de soi. Comme d'autres symptômes cutanés (escarres…) ou généraux (amaigrissement, ictère…) elles participent aux changements de la manière dont les proches et les soignants voient le corps, l'investissent. Et ces changements sont perceptibles par les patients .
  Soyons-y attentifs.
  Même en dehors de leur rôle thérapeutique proprement dit, il peut donc être très utile de proposer des massages doux pour qu'ils apportent un peu de détente et de plaisir au patient.
  On n'insistera jamais assez sur l'importance des gestes qui font du bien à ce corps meurtri de toutes parts : changement de position, chaleur ou rafraîchissement, massages, musique parfois … en fonction de chaque patient. Et si l'œdème est un prétexte pour en parler, ceci est vrai pour toutes les autres situations également.
  Cela montre d'ailleurs que l'écoute active n'a pas seulement besoin d'oreilles et de mots ou de silence, mais aussi de mains et de gestes !
- L'angoisse de « l'eau qui monte » est souvent présente en cas d'œdème, à la fois pour le patient et pour sa famille. En parler est une première manière de diminuer cette anxiété.

Réflexion éthique

- La nécessité d'une attitude médicale adéquate et la préoccupation d'un traitement optimal ne peuvent pas nous faire oublier l'importance capitale du patient en tant que sujet.
  L'impact de ce nouveau symptôme sur le vécu du patient et de sa famille n'est pas négligeable en termes d'angoisse ou de préoccupation par rapport à l'évolution possible, de perte d'autonomie physique…
  Il y a toujours moyen d'en tenir compte dans notre attitude et dans nos choix thérapeutiques.

Les urgences et les situations particulières.

(2), (3), (5), (10), (12), (15'), (20'), (40), (48), (56)

Les situations de détresse

Dans les phases avancées d'une maladie terminale, il arrive que les soignants doivent faire face à des urgences ou des situations particulièrement difficiles.
- Il s'agit par exemple :
- de dyspnée aiguë (hémorragie +++, compression trachéale...)
- d'hémorragie cataclysmique
- d'agitation extrême
- de toute autre situation insupportable

Ces situations nécessitent parfois l'utilisation de médicaments qui risquent d'anticiper la venue de la mort dans une situation d'extrême fragilité.
Le praticien peut alors accepter un risque thérapeutique (ex. utilisation de morphine pour soulager un patient dyspnéique) ou considérer que la meilleure attitude de soin est de sédater le patient (ex. utilisation d'Hypnovel® lorsqu'un patient présente une hémorragie cataclysmique).
Ces gestes de soins sont réalisés dans un but symptomatique, c'est à dire pour soulager le patient d'une détresse qui ne peut être atténuée par d'autres moyens.
Leur effet secondaire potentiel, à savoir le risque de diminuer la durée de vie du patient n'est pas recherché. Il faut donc les distinguer d'une euthanasie.
Leur utilisation doit permettre de passer le mieux possible le cap d'une crise grave. Elle doit être adaptée à chaque situation et continuellement évaluée et ré-évaluée.

En cas de dyspnée aiguë

On utilise d'abord les moyens usuels médicamenteux et non médicamenteux (fenêtre ouverte, position assise, accompagnement, présence apaisante...) proposés antérieurement (cf p.72).
On peut ensuite associer différents médicaments en fonction de la situation :

- S'il y a un bronchospasme aigu ou une compression de la veine cave supérieure :

les corticoïdes sont très utiles :
    Ex. : méthylprednisolone :
        Solumédrol® 120 mg / 2ml :
        3 mg / kilo : en SC ou dose unique en IV lente (30 minutes)

- S'il y a encombrement :

on utilise de la scopolamine :

➡ on recherche son effet sur la diminution du volume des sécrétions, son effet sédatif et parfois l'amnésie qu'elle provoque en synergie avec un produit hypnotique (cfr utilisation d'une benzodiazépine ci-dessous).

Scopolamine : amp. 0,25 mg/ 1 ml :
    1 amp. en SC , à renouveler selon l'efficacité. Il est parfois nécessaire d'utiliser des doses plus importantes,
    jusqu'à 3 amp. à 0,25mg.

- S'il y a polypnée :

on utilise d'abord de la morphine :
➡ on recherche son effet bradypnéisant, la diminution de la sensation de dyspnée qu'elle provoque et son effet sédatif.

Morphine : amp. 50 mg / 5 ml
- si le patient reçoit 0 à 10 mg de M+ SC aux 4H
    ➡ 10 mg en SC
- si le patient reçoit 11 à 30 mg de M+ SC aux 4H
    ➡ 15 mg en SC
- si le patient reçoit plus de 30 mg de M+ SC aux 4H
    ➡ 50 % de la dose aux 4H, avec un maximum de 50 mg

En cas d'inefficacité, on lui associe une benzodazépine : cfr ci-dessous.

- S'il y a bradypnée :
La morphine n'étant pas recommandée, on utilise d'emblée une benzodazépine :
➡ on recherche essentiellement son action sédative et anxiolytique et éventuellement l'amnésie antérograde qu'elle provoque.

Ex. : **- en SC** : midazolam (Hypnovel®) : amp. 5 mg / ml ou 5mg / 5 ml
la SFAP* recommande de
commencer par 1 injection SC directe : 0,05 à 0,1 mg / kg
poursuivre par des réinjections jusqu'à ce que le patient ait les yeux fermés mais réponde à une stimulation tactile légère (traction sur le lobe de l'oreille) : niveau 4 sur l'échelle de Rudkin ;
si on décide de maintenir une sédation continue, utiliser en SC (pouse-seringue) une dose horaire égale à la moitié de la dose nécessaire à l'induction.

Remarques :
- il existe des sensibilités différentes à l'effet hypnotique de l'Hypnovel. Le mieux est de tester une dose, d'évaluer et de refaire l'injection en cas d'inefficacité.
- l'utilisation de l'Hypnovel® est actuellement réservée aux hôpitaux. Des demandes sont faites au Ministère de la Santé pour qu'il soit disponible en médecine libérale dans ces indications de sédation en phase palliative.
- comme le Valium®, l'Hypnovel® peut être utilisé en sublingual et en intra-rectal (mêmes doses)
- en cas de très petit débit cardiaque, il est d'ailleurs intéressant de remplacer la voie SC par la voie sublinguale

- en SL :
Témesta® 2,5 mg : 1 cp
Valium® sol : 50 à 100 gttes
Xanax® 0,5 mg : 1 cp

- en IR :
Valium® : 1 à 2 amp. à 10 mg / 2 ml

- en IM, SC, courte perfusion :
Tranxène® : amp. à 20 mg / 2ml, 50 mg / 2ml, 100 mg / 5 ml (UH) : 20 à 50 mg.
Selon l'efficacité et l'évolution clinique, il est possible de refaire des injections.

*SFAP : Société Française d'Accompagnement et de Soins Palliatifs

- **en IV :**
> cette voie est peu utilisée à domicile, où la voie SC lui est toujours préférée, mais il nous semble important de proposer les recommandations de la SFAP lorsqu'une sédation est indiquée en fin de vie, **dans une situation aiguë à risque vital immédiat.**
>
> La titration par voie IV se fait avec 0,5 mg de midazolam qu'on injecte toutes les 2 à 3 minutes, jusqu'à ce que le patient ait les yeux fermés, mais réponde à une stimulation tactile légère (il s'agit d'un score 4 sur l'échelle de Rudkin, évaluant la sédation lors d'une anxiolyse peropératoire).
>
> On note le nombre de mg nécessaires à l'induction puis, selon la situation, on choisit
> - de laisser le malade se réveiller et de faire une nouvelle induction quand ce sera nécessaire
> - d'entretenir la sédation jusqu'au moment prévu du réveil, en prescrivant, par voie IV continue, une dose horaire égale à la moitié de la dose nécessaire à l'induction

En cas d'hémorragie cataclysmique

On utilise une benzodiazépine comme dans la dyspnée avec bradypnée :
>Ex. : midazolam en SC : Hypnovel® 1/2 à 2 amp. à 5 mg / 1ml
>clorazépate dipotassique en SC : Tranxène® 1 à 2 amp. à 20mg / 2ml

On lui associe de la scopolamine dès le début d'un encombrement :
>1 à 3 amp. à 0,25 mg / 1 ml en SC

Remarque :
Attention au risque de contamination sanguine pour certaines maladies.

En cas d'agitation extrême

Ce protocole n'est à appliquer qu'après une analyse rigoureuse et pluridisciplinaire de la situation (cf. p.87). Une grande attention doit être faite aux éventuels facteurs organiques (douleur, globe urinaire, fécalome, hypercalcémie, infections...) pouvant expliquer ces états d'agitation et constituant parfois un véritable piège..

Nous devons également tenir compte de différents éléments psychiques (annonce d'une mauvaise nouvelle, réactivation d'un décès ancien, éléments de l'enfance ou de la vie particulièrement difficiles...) et d'éléments relationnels (angoisse de l'entourage, épuisement de la famille, désir de mort des proches ou demande d'euthanasie, saturation des soignants…). Ces éléments plus subjectifs peuvent favoriser l'apparition de confusion et/ou majorer son expression.

On comprend dès lors que la thérapeutique ne peut pas se réduire à une médication, mais qu'il est important d'analyser en équipe les interactions en jeu et de proposer un accompagnement adapté.

S'il est décidé d'utiliser un traitement médicamenteux :
en première intention, on utilise un neuroleptique :
    Ex. : Haldol : amp. à 5 mg / ml : 1 à 5 mg en SC,
                                        renouvelable en cas d'inefficacité
    Largactil : amp. à 25 mg / 5 ml :1 à 2 amp. en IM
    Nozinan : amp. à 25 mg / 1 ml : 1/2 à 2 amp. en SC ou IM

En cas d'inefficacité, on utilise une benzodiazépine :
    Ex. : Hypnovel : 1 à 2 amp. à 5 mg / 1ml en SC :
        cfr les recommandations de la SFAP p. 152 (SC) et p. 153 (IV).
    Ex. : Valium : 50 à 100 gttes en SL

Réflexion éthique

Rappelons que les protocoles qui viennent d'être proposés ne cherchent pas à raccourcir la durée de vie du patient mais à le soulager au moment d'une situation particulièrement difficile.

Pour argumenter le bien fondé de leur utilisation, il est classiquement fait appel au principe du double effet : lorsqu'une action entraîne à la fois un effet désirable (le soulagement du patient) et un effet indésirable (l'anticipation possible du moment de la mort), il est éthiquement justifié d'agir si on le fait dans la seule intention d'obtenir l'effet désirable.

Dans la pratique, une réflexion sur la prise de risque et sur la proportionnalité des soins peut également aider les soignants par rapport à une situation et une décision difficiles.

Il faut éviter d'utiliser de tels protocoles de soins de manière systématique et stéréotypée.

Les décisions qui les fondent doivent avoir été envisagées avec les autres soignants, en particulier les infirmier(e)s qui pourraient être amenés à réaliser des injections.

Il est important de tendre vers une unanimité, ou du moins une recherche commune de sens, afin d'être en accord sur les moyens et les objectifs que l'on se donne pour accompagner avec respect et cohérence une personne malade.

Si comme on l'a dit le consentement informé et éclairé du patient est nécessaire, il est clair que ce n'est pas dans l'urgence qu'il faut le prévoir, mais bien avant !

Il faut donc anticiper un tel geste, en fonction des symptômes que présente le patient, de leur évolution, des risques liés à certaines pathologies (dyspnée dans un cancer du poumon, hémorragie dans un cancer ORL...) ...

C'est de la responsabilité de l'ensemble des soignants, et plus particulièrement des médecins, que d'anticiper avec les patients les thérapeutiques possibles lors de certaines situations graves voire dramatiques.

Ceci est d'autant plus justifié que ces thérapeutiques peuvent amoindrir l'état de vigilance du patient quand il s'agit d'une sédation.

Importance de l'écoute active

- Bien avant l'utilisation de médicaments qui risquent d'anticiper le moment de la mort, il est nécessaire d'en avoir parlé avec le patient, avec ses proches, et avec les autres soignants.
Les objectifs du protocole qu'on pourra utiliser, doivent être bien expliqués, mais également le risque majeur qu'il comporte, à savoir celui que le patient ne se réveille pas et décède.
Un véritable dialogue est primordial, pour que le patient puisse ou non donner son accord.

- Contrairement à ce que de nombreux soignants imaginent, cette anticipation des éventuelles complications et de leur traitement peut avoir un effet apaisant pour le patient et son entourage. Favoriser l'expression des craintes de chacun est bien plus soutenant que d'éviter d'en parler et de contraindre ainsi le patient et ses proches à les enfouir ou à les vivre dans la solitude.

- Il ne faut pas sous-estimer la difficulté que peut représenter pour les soignants l'administration d'un tel protocole, parfois appelé protocole de détresse, ni la culpabilité qui peut exister si le patient ne se réveille pas.

Prévoir d'emblée un moment pour en parler après son administration peut être très aidant.

- Pendant l'utilisation d'un tel protocole, en même temps que le traitement médicamenteux, il est capital d'assurer une présence et d'accompagner la famille.
Ce n'est pas parce que le patient dort qu'il n'y a plus de place pour la communication avec lui.
Une présence réelle ainsi que des soins de confort attestent concrètement que le patient reste un vivant jusqu'au bout.

- En plus des remarques liées à toute dyspnée (cf p. 77 à 79), en cas d'épisode aigu, quand la situation du patient est particulièrement pénible, que l'angoisse et le désespoir se lisent sur son visage, il n'est pas rare que les soignants et les proches soient affectés dans leur propre respiration.
Cette transmission de la dyspnée nous rappelle combien notre existence est fragile et ne tient qu'à un souffle. Elle nous invite à être attentifs à notre propre respiration pour apprendre à rester calme, à parler doucement, à apaiser le patient en souffrance.

Les hémorragies

Démarche diagnostique

- Elles sont liées à l'évolution du cancer et à l'organe qui est atteint.

- Les plus fréquentes sont :
    - digestives
    - gynécologiques
    - pulmonaires
    - cutanées
    - urinaires
    - ORL

- Il existe un certain nombre de facteurs favorisants :
    - un traitement en cours : ex. anticoagulants, chimiothérapie
    - la présence d'ulcérations gastro-intestinales
    - une prédisposition individuelle (troubles de la coagulation)
    - des perturbations hématologiques liées à l'altération de l'état général

Stratégie d'intervention

- Dans tous les cas, il faut assurer une présence continue auprès du patient et arrêter le traitement anticoagulant.

- <u>Traitement local</u> : appliquer directement sur la plaie ou par l'intermédiaire d'une compresse humide
    - de l'adrénaline : chlorhydrate de phényléphrine amp. 1 mg / 1 ml

    - de l'acide tranexamique : Exacyl® amp. 1 gr / 10 ml

    - du sucralfate dilué : Ulcar® suspension orale

    - des compresses ou des tampons déjà imbibés d'un produit hémostatique
        ex. Gelfoam®, Surgicel®...

- <u>Traitement général</u> (l'effet de ces substances par voie générale est discuté) :
- Etamsylate Dicynone® amp. 250 mg / 2 ml, cp à 250 ou 500 mg
    ⚠ en aigu : 2 amp. IM ou IV, à répéter 3 x / 24 H
    en consolidation : 1 à 2 cp 3 x / jour

> *ne pas utiliser en cas d'hématurie : formation de caillots*
- Acide tranexamique : Exacyl® cp à 500 mg, sol buvable à 1 gr / amp, sol injectable à 500 mg / amp.
  en aigu : 1 à 2 amp 3 x / jour
  en consolidation : 1 à 2 cps 3 x / jour
- Notons qu'un traitement à visée anti-coagulante n'a pas d'effet sur une hémorragie due à une hypoplaquettose.
- Transfusion à envisager si Hb inférieure à 7 mg / 100 ml, en fonction de l'état du patient, de son souhait, de ses proches…
- En cas d'hémorragie massive utiliser une benzodiazépine et éventuellement de la scopolamine : cfr p. 153

Remarques pratiques

Chez les patients à risque, prévoir un grand essuie de bain, de couleur foncée, à portée de main : il rend l'hémorragie moins visible et peut aider à diminuer l'angoisse qui lui est liée.

Importance de l'écoute active

Les hémorragies massives ont un caractère spectaculaire et dramatique à la fois pour le patient, s'il est conscient, et pour ses proches.

Il est souvent plus important de rester près du patient, dans un souci de présence apaisante, plutôt que de vouloir à tout prix intervenir de manière plus technique, d'autant plus que dans un certain nombre de situations, on n'en a pas le temps.

Réflexion éthique

- Rappelons qu'en situation de détresse comme une hémoragie cataclysmique, l'utilisation d'une sédation nécessite toute une préparation.
  Pour pouvoir donner son accord, le patient doit être informé à la fois des raisons de ce protocole, de ses modalités et du risque de ne pas se réveiller qu'il comporte.
  La discussion doit aussi concerner les proches et les autres soignants.
  Tous les acteurs en présence peuvent ainsi sentir qu'ils ne seront pas abandonnés.
- Réfléchissons également à ce qui pourra se passer après l'utilisation du protocole : va-t-on poursuivre une sédation ? proposer des transfusions ? selon quels critères ? avec quels objectifs ? …

Les convulsions

Démarche diagnostique

Il s'agit de séquences de contractions - décontractions plus ou moins généralisées, survenant en crises.

Principales causes :

- tumeur cérébrale : - primitive ou métastases
                      - méningite carcinomateuse
- traumatisme crânien

- infections : bactériennes, virales, fongiques ou parasitaires

- fièvre

- désordres métaboliques : - hypoglycémie
                            - hyponatrémie
                            - urémie
                            - encéphalopathie hépatique

- épilepsie

- troubles vasculaires : accident vasculaire cérébral (surtout hémorragie)

- toxicité médicamenteuse : - phénothiazines
                             - dolantine
                             - antidépresseurs tricycliques
                             - anesthésiques : marcaïne, lidocaïne
                             - amphétamines
                             - insuline
                             - théophylline
                             - ...
                             - sevrage médicamenteux : benzodiazépines
                                                       barbituriques
                             - sevrage alcoolique

En phase terminale, elles sont le plus souvent liées à des métastases cérébrales.

Stratégie d'intervention

A. Il n'y a pas de consensus à propos de la nécessité d'une prévention chez un patient atteint d'une tumeur cérébrale (primitive ou métastases) et qui n'a encore jamais fait de crise (utilité du valproate sodique ou de la diphénylhydantoïne).

B. En cas de crise :

- clonazépam : Rivotril® : amp. 1mg : 1 amp. SC ou IV
   à poursuivre éventuellement en fonction de la situation : 1 amp. 3X/jour en SC

   ou
- diazépam : Valium® 1 cp à 10 mg per os ou 1 amp. 10 mg / 2 ml en intra-rectal ou sublingual puis 5 à 10 mg per os 4 x / jour

   ou
- lorazépam : ex. Temesta® cp 1 et 2,5 mg :
   2,5 mg en sublingual
   puis 1 à 2,5 mg per os ou sublingual 4 x / jour

C. S'il y a des risques de récidives :
- clonazépam : Rivotril® cp à 2 mg sécable : commencer par 0,5 mg / 24H,
   à augmenter graduellement 1 à 2 x / semaine
   gouttes : 2,5 mg / 1 ml = 25 gttes : 0,5 à 3 mg,
   soit 5 à 30 gttes / 24 heures si le patient
   a des difficultés d'avaler

   ou
- Phénobarbital® 150 mg 2 x / jour en suppo (préparation magistrale)

D. En phase ultime :
- en l'absence de crise récente : stopper le ou les médicaments anticonvulsivants
- en présence de crise récente : clonazépam : Rivotril® : 1 amp. à 1mg
   3 à 4x/jour en SC direct ou continu
   (pousse seringue)

   midazolam : Hypnovel® :
   10 à 30 mg / 24 H en SC continu,
   via un pousse-seringue (actuellement
   uniquement en hôpital)

Remarques pratiques

- Il faut être attentif à la sécurité du malade et au fait qu'il ne se blesse pas (barres de lit protégées)

- Chez un patient qui présente des risques élevés de convulsions généralisées, certains préconisent de poser à l'avance une aiguille type papillon pour injections SC et de préparer des seringues contenant les médicaments adéquats, pour que les proches, s'ils s'en sentent capables, puissent réagir dès le début de la crise.
  D'autres proposent de laisser au domicile une ampoule de Valium® et un embout pour injection intra-rectale, en ayant bien expliqué la manière de s'en servir : cela sécurise parfois très fort l'entourage. Rappelons la possibilité de la voie sublinguale.

- La gabapentine (Neurontin®) à la dose de 400 mg 3 x / jour (gélules) est une nouvelle molécule utilisable dans les crises de convulsions, et qui est également efficace dans les douleurs neurogènes (cf p. 33).

- L'utilisation du diazepam (Valium®) en sous-cutané et en intra-musculaire n'est pas recommandée, à cause de l'irritation et de la résorption imprévisible du médicament administré par ces voies-là.
  L'administration intra-rectale étant parfois compliquée, certains préconisent une utilisation sublinguale ou intra-nasale.

Importance de l'écoute active
Réflexion éthique

- Le fait d'assister à une crise convulsive est une situation très angoissante pour les proches du patient. S'ils n'y sont pas préparés, si on ne les soutient pas suffisamment (traitement adéquat, informations sur ce qui se passe, écoute de leur souffrance…) ou si les crises deviennent trop fréquentes, une hospitalisation est parfois inévitable, même si ce n'est pas le désir du patient. Il importe alors de tout faire pour qu'elle puisse être vécue comme la meilleure manière d'améliorer le confort de celui-ci, plutôt que comme un échec ou un manque d'attention à ce qu'il souhaite.

- Cette situation peut donc nous confronter à nos propres limites, à notre impuissance, à notre non-maîtrise.
  Et ce n'est pas toujours facile à vivre !

On voudrait souvent pouvoir gommer les limites, effacer l'impuissance, combler les attentes du patient et de ses proches.

Au lieu de cela, nous sommes renvoyés à notre propre souffrance, à notre incomplétude, au deuil à faire d'une illusoire toute-puissance.

Il est important que nous puissions partager avec d'autres ce qui nous habite dans de telles situations, pour pouvoir nous en désencombrer et garder ainsi le souci du patient au centre du processus de soins.

La compression médullaire

Démarche diagnostique

- C'est une urgence, qui évolue vers la paralysie définitive et la perte de contrôle sphinctérien si elle n'est pas traitée rapidement (irréversibilité après 72H).

- Elle est surtout fréquente dans le cadre de métastases osseuses d'un cancer du sein, du poumon, de la prostate, mais aussi du mélanome, du myélome, des lymphomes.

- Niveaux atteints : dans 10 % des cas, atteinte cervicale
  dans 70 % des cas, atteinte dorsale
  dans 20 % des cas, atteinte lombo-sacrée

- La douleur précède presque toujours le déficit neurologique, même minime (parésies par exemple). Elle est aggravée par la toux, le mouvement et l'effort.

- Autres symptômes : faiblesse, fatigabilité
  troubles de la sensibilité
  constipation et rétention urinaire.

Stratégie d'intervention

- en plus des antalgiques classiques (voir en particulier les douleurs neurogènes p. 33), utiliser d'emblée des corticoïdes à doses élevées :
dexaméthasone : 20 - 30 mg / jour
  ex. Soludécadron® amp. 4 mg / 1 ml :
    4 à 6 amp. en 1 x, le matin, per os ou SC
méthylprednisolone : 80 à 160 mg / jour
  ex. Solumédrol® amp. 20, 40, 120 mg en SC

- radiothérapie en fonction des antécédents, de la rapidité d'installation de la paralysie, de la situation du patient ... } *Ces 2 traitements doivent être envisagés en urgence, même le week-end !*
- chirurgie.

- kinésithérapie : mobilisation des membres lésés pour éviter les douleurs dues à l'immobilisation et pour procurer la satisfaction de voir encore son corps bouger, même si on a perdu le contrôle des mouvements.

Importance de l'écoute active
Réflexion éthique

Il s'agit encore une fois d'une situation urgente et difficile à gérer.

La paralysie définitive et la perte de contrôle sphinctérien possibles sont évidemment très dures à accepter par chacun.

Pour le patient, il s'agit d'un nouveau deuil, d'une nouvelle perte d'autonomie, d'un sentiment d'absurdité parfois, d'une culpabilité de représenter une telle charge, du refus d'une telle souffrance…

Pour les proches, il y a toute l'impuissance à pouvoir faire quelque chose pour celui qui souffre, et souvent, la nécessité d'accepter une aide supplémentaire au niveau des soins.

Le médecin, lui, encore une fois confronté à ses limites, est parfois interpellé par une petite phrase comme « Docteur, ça ne peut plus continuer comme ça… ».

Il s'agit bien d'un signal d'alarme, qui nécessite, non pas de la précipitation, mais bien au contraire, du temps :

pour instaurer un dialogue,

pour comprendre la vraie demande,

pour accompagner la souffrance

pour partager avec les autres soignants,

pour donner toute sa place à l'éthique.

La carcinomatose méningée

Démarche diagnostique

Il s'agit de l'envahissement des méninges par des cellules tumorales.
Elle représente une évolution défavorable d'un certain nombre de cancers dont les leucémies, le mélanome malin, le cancer du poumon et du sein.
Il s'agit également d'une urgence oncologique.

La dégradation de l'état général est plus importante que les modifications focales (qui évoquent davantage une compression médullaire).

Les troubles neurologiques se manifestent à différents niveaux :

- symptômes cérébraux : céphalées, nausées et vomissements, confusion, léthargie…
- symptômes médullaires : raideur de nuque, douleurs dorsales, faiblesse motrice, instabilité, douleurs radiculaires…
- lésions des nerfs crâniens et rachidiens

Une dégradation rapide évolue vers la confusion, le coma et la mort survient le plus souvent dans un délai de quelques semaines à quelques mois.

Stratégie d'intervention

- L'hospitalisation doit être discutée en fonction de l'état du patient, du contexte de survenue et du caractère dramatique de la situation pour les proches.

- Les corticoïdes sont peu efficaces

- En phase terminale, les analgésiques et les anti-émétiques doivent accompagner les soins de confort.

- C'est une des rares situations où en cas d'inefficacité des analgésiques, on peut être amené à demander à un neurochirurgien la mise en place d'un cathéter dans un ventricule cérébral.
  Il permet d'administrer des doses faibles de morphine et d'obtenir une analgésie totale.

Importance de l'écoute active
Réflexion éthique

L'angoisse causée par le sentiment d'urgence envahit rapidement toute la situation.

Le terme « méningite » à lui seul fait d'ailleurs très peur, même en dehors d'une situation de fin de vie.

Souvent, même si l'entourage s'était préparé à l'idée de la mort prochaine, il est subitement confronté à une évolution brutalement défavorable.

Cela peut provoquer toutes sortes de réactions, comme celle de vouloir tout tenter pour reculer encore la mort.

Malgré le bouleversement qui peut être celui des proches et la difficulté due à notre impuissance, privilégions quand même, envers et contre tout, le confort du patient.

Notons que c'est parfois d'autant plus compliqué que ce confort est en partie lié à la réaction de l'entourage.

Encore une fois, cela nécessite donc que nous prenions vraiment en compte la souffrance des proches.

L'hypercalcémie

Démarche diagnostique

Elle est présente dans 50 % des cas de cancers du sein, du poumon, du rein et du myélome, mais aussi dans d'autres cancers, même en l'absence de métastases (syndrome paranéoplasique).
C'est la complication métabolique la plus fréquente en soins palliatifs.

Les symptômes sont variables, principalement :
- fatigue, dépression
- polyurie, polydypsie
- nausées-vomissements, anorexie,
- somnolence, confusion, délirium
- bradycardie

Comme ces symptômes peuvent être attribués au cancer lui-même, c'est leur rapidité de survenue et d'évolution qui doit faire penser à l'hypercalcémie

Rappelons que celle-ci augmente le seuil de la douleur

Remarque :
Taux normal : 10 mg / 100 ml
Calcium corrigé = calcium mesuré − 0,025 x Albumine (gr / L) + 1
Si on décide de faire un bilan sanguin, il faut donc demander le calcium et l'albumine, puisque plus l'albumine est basse, plus il y a de calcium libre et donc plus il est toxique.

Stratégie d'intervention

- **réhydratation** par une solution de NaCl 0,9 % :
    - par voie SC : 100 cc / heure (hypodermoclyse : cf p. 187)
    ou
    - par voie IV : 100 − 200 cc / heure

- **associée à du Lasilix®** (calciurèse) : amp. 20 mg / 2 ml :
            1 à 2 amp. en SC / 24H
            (aiguille de type « papillon »)

- **calcitonine :** ex. Calsyn® amp. 100 UI / 1 ml , Miacalcic® 50 : amp. 50 UI / 1 ml
  100 UI en SC à répéter fréquemment à cause de la courte durée d'action : jusqu'à 3 à 4 X / 24 H le temps que la clinique s'améliore (2 à 3 jours) puis 1 X / 24 H : on le donne alors de préférence 1 H après le repas du soir pour éviter les nausées et vomissements.

- **biphosphonates :** en perfusion :
  ex. pamidronate : Aredia® 15mg / 5 ml,
  60 mg / 10 ml, 90 mg / 10ml

  clodronate : Clastoban® 300 mg / 5 ml

  des comprimés existent également :
  ex. clodronate : Clastoban® gél 400 mg 1 cp 4 x /jour
  tiludronate : Skelid® cp 200 mg 1 cp 2 x / jour
  Ils sont peu indiqués en soins palliatifs :
  moins efficaces qu'en perfusion et nécessitant une cure de 3 mois (résorption faible).
  Ils doivent être pris en dehors des repas.
  Leur indication principale est la maladie de Paget

Importance de l'écoute active Réflexion éthique

C'est à nouveau en fonction de la présence de symptômes, de l'état du patient, de son espérance de vie, de ses souhaits... que l'instauration d'un traitement peut se décider.

La fièvre

Démarche diagnostique

Principales causes :

- la tumeur (libération de substances pyrogènes) :
    T° habituellement en plateau inférieure à 38,5°
    poussées de T° le soir
    sudations nocturnes
    pas de signes infectieux

- une infection :
    T° habituellement supérieure à 38,5° en continu, avec pics fébriles
    frissons et sudation
    hypotension, parfois diarrhée

    il faut évaluer le risque de choc septique :
        pics de t°, présence de pneumonie, d'angiocholite,
        de pyélonéphrite, de méningite
    et prévoir éventuellement une hospitalisation (cf réflexion éthique).

- une réaction à des médicaments
- une inflammation : connectivite, vasculite, artérite, ...

L'utilité d'examens complémentaires (biologie, radio du thorax, analyse d'urine...) doit être évaluée en fonction de chaque situation.

Stratégie d'intervention

- mesures générales :
    - ventilation de la pièce
    - vêtements légers, draps plutôt que couvertures
    - essuies humides
    - position confortable
    - petits sacs de glace dans les plis inguinaux et les aisselles
    - ...

- traitement médicamenteux :

- **dans tous les cas** : antipyrétique :
    - acide acétyl salicylique :
        ex. Aspegic® sachets à 1 gr : 1 sachet 3 x / jour
        Aspegic® amp. IM IV à 1 gr : 1 à 4 amp. par jour
        ⚠ *Max. 4 gr / jour*
    - paracétamol : ex. Dafalgan® cp 1 gr : 1 cp 4 x / jour
        Pro-Dafalgan® amp. 1gr/ 5ml ou 2 gr / 10 ml
        1/2 à 1 amp. 1 à 3 x / jour :
        ⚠ *douloureux en IM*
        ⚠ *Max. 4 gr / jour*
    - métamizole sodique : Novalgine® cp 500mg : 1 à 2 cp 2 à 3 x / jour

        ⚠ *- Max. 4 gr / jour*
        - agranulocytose

- **en fonction de l'étiologie** :
    - antibiotiques
    - anti-inflammatoires non stéroïdiens :
        essentiellement le naproxène (Naprosyne® : cp 500 mg)
        en cas de fièvre liée à la tumeur, mais aussi, pour la facilité
        d'utilisation, le piroxicam : ex. Feldène® dispersible 20 mg
    - cimétidine ex. Tagamet® 400mg / jour, surtout efficace dans
        la maladie de Hodgkin
    - corticoïdes : méthylprednisolone ex. Médrol® 32 mg / jour
        (et même 64 mg en phase ultime) et diminuer dès que possible
    - benzodiazépine en cas de symptômes associés
        (anxiété, tremblements)
        Ex. Temesta® cp à 2,5 mg : 1/2 cp matin et midi, 1 le soir

- **en phase ultime**, alterner des suppositoires de paracétamol (Doliprane® 1 gr) et de Naprosyne® (500 mg) permet d'éviter les injections et d'aider les patients qui n'avalent plus.

Importance de l'écoute active

- La fièvre est très inconfortable pour un patient en fin de vie. Soyons attentifs à la supprimer par tous les moyens (sauf si elle est plus confortable que la transpiration induite par des antipyrétiques) et mettons-nous à l'écoute de ce qu'elle peut signifier pour le patient.

- La fièvre inquiète aussi l'entourage. Dans de nombreuses familles, on a peur de la fièvre parce qu'elle est considérée comme un signal d'alarme et même comme un signe de gravité, qui nécessite une réaction rapide. Il est donc utile d'accueillir cette peur, d'en parler, d'expliquer ce qui se passe, et puis de proposer les moyens disponibles pour tenter de la supprimer

- Il est parfois important de réguler l'usage du thermomètre par la famille angoissée : il ne sert à rien que la température du patient soit prise dix fois par jour.

- N'oublions pas que l'apparition de fièvre peut être un des derniers signes de la fin de vie.

Réflexion éthique

Quand il s'agit d'une fièvre due à une infection, il faut évaluer le risque de choc septique (cf supra) et en fonction de la situation du patient et de ce qu'il souhaite, envisager ou non un traitement étiologique.
Le traitement symptomatique doit évidemment toujours être poursuivi, puisqu'il a pour objet le confort du patient.

La phase ultime

Il existe différents signes qui la font pressentir : il s'agit par exemple de l'apparition de marbrures (par diminution du débit), d'une amélioration subite, dont on fait parfois « le temps de l'au revoir », ou encore de gestes particuliers dans l'espace, comme pour rassembler quelque chose (« il fait ses paquets ») ou en grattant les draps de manière répétitive.

Certains symptômes, fréquents dans cette phase, peuvent être soulagés :

- L'hypersensibilité au toucher

On parle aussi d'allodynie.
Elle annonce une mort imminente lorsqu'elle est généralisée.
L'efficacité d'un alpha-lytique comme la phénoxybenzamine (Ex. : Dibényline®) est controversée.

- Les râles du mourant

Ils sont dus à la présence et à la mobilisation, lors de chaque respiration, des sécrétions bronchiques.
Ils gênent peut- être plus l'entourage que le patient lui-même.

Rappelons qu'il est important :
- d'expliquer ce qui se passe aux proches, de les écouter et, si nécessaire, de les rassurer
- d'asseoir le patient (éviter la chute de la langue dans l'arrière-gorge)
- de diminuer les apports hydriques s'ils sont encore importants
- de prescrire ou d'augmenter des anticholinergiques pour assécher les sécrétions ;
  la scopolamine semble la plus efficace : 1 à 2 amp. à 0,25 mg/ 1 ml en SC, à utiliser suffisamment tôt dans l'encombrement bronchique ; on peut répéter l'injection toutes les quatre heures ou en ajouter dans le pousse seringue (1,5 à 2,5 mg/24H). On peut également utiliser la butylscopolamine (Scoburen® : amp. 20mg / ml) ;
- d'associer de la morphine pour diminuer la fréquence respiratoire, en expliquant bien l'objectif visé
- de ne pas proposer d'aspiration bronchique, qui est inefficace et agressive dans cette situation. Par l'irritation qu'elle provoque, elle augmente la production des sécrétions.

- **La fièvre**
Alterner des suppositoires de paracétamol (Doliprane® 1 gr) et de Naprosyne® (500 mg) permet d'éviter les injections et d'aider les patients qui n'avalent plus.

- **Les convulsions**
    - en l'absence de crises récentes : stopper le ou les médicaments anticonvulsivants
    - en présence de crises récentes : midazolam : Hypnovel® : 10 à 30 mg / 24 H en SC continu, via un pousse-seringue.

Importance de l'écoute active
Réflexion éthique

- Quand une certaine agitation existe dans cette phase, elle est bien compréhensible. La mort est souvent une étape difficile.
Faut-il vouloir empêcher à tout prix certaines manifestations d'inconfort ou de souffrance en phase ultime ? Faut-il que chacun meure sans crier ?

- Les proches nous demandent parfois «Quand ce sera la fin, est-ce qu'on doit vous appeler ?» ou encore ils téléphonent en urgence : «Venez vite, il est mort». Certains sont très préoccupés par la manière dont la mort va survenir, par ce qui va se passer, mais n'osent pas toujours poser des questions.
Nous pouvons les anticiper. Préparer la mort. Prévenir de l'inconfort possible. Assurer qu'il n'est pas toujours nécessaire de faire quelque chose, de poser un geste médical. Expliquer qu'au moment de l'agonie, la manière dont le patient vit le temps est sans doute très différente de la nôtre.
Si elles sont apaisantes, si elles suscitent la confiance, nos paroles peuvent aider les proches à supporter ce qu'ils croient insupportable.

- Il est important que nous cherchions la place qui nous semble la plus juste au moment du dernier souffle du patient. Etre là ? Faire ou dire quelque chose ? Partir juste avant ? Et après la mort ? Rester ? Participer à la toilette ? Revenir ?

- Rappelons-nous que nous n'accompagnons pas vraiment le patient jusqu'au bout, même si parfois nous le disons. Juste avant le bout - la mort - nous faisons demi-tour et nous repartons dans la vie. Mais nous sommes sans doute devenus différents. Parce que chaque fois, que nous permettons à un patient d'être et de rester un humain jusqu'au bout, ne devenons-nous pas nous-mêmes, un peu plus humains ?

Les situations particulières

Par souci de concision, nous n'abordons ici que quelques aspects spécifiques à certains accompagnements.

Encore une fois, notre but n'est pas d'être exhaustifs, mais simplement d'attirer l'attention sur certains points qui nous semblent importants, de susciter la réflexion et de promouvoir la compétence de chacun.

L'ENFANT EN SOINS PALLIATIFS

- L'accompagnement des enfants en fin de vie est le plus souvent pris en charge au départ de l'hôpital.
 Les équipes soignantes qui ont assuré la phase curative de l'affection sont organisées pour assurer la continuité, mais celle-ci doit se faire avec notre collaboration et nous devons donc nous y préparer.
 Dans certaines régions plus que dans d'autres, les équipes de seconde ligne sont d'ailleurs sollicitées pour de tels accompagnements.

- Ce sont les affections hématologiques, certains cancers et les pathologies malformatives ou dégénératives qui sont le plus souvent en cause.

- La dimension affective et émotionnelle est particulièrement forte.
 La mort d'un enfant se manifeste comme injuste, inacceptable, révoltante, absurde même, et représente un véritable drame pour les parents.
 Avec l'enfant, disparaît toute une part des rêves, des projets, des désirs de continuité, voire d'éternité qu'ils portent en eux, que nous portons en nous.

- Pour l'enfant, l'approche de la mort est très différente suivant l'âge qu'il a : les émotions, la pensée, la recherche de compréhension et de sens, la parole ont des dimensions tout autres pour le petit enfant, celui qui est en âge scolaire et l'adolescent.

- Pour les soignants aussi, la souffrance peut être vive : soyons-y attentifs et donnons-nous des occasions pour en parler, pour l'exprimer, pour nous faire aider.

- Il est parfois très difficile de trouver les mots adéquats pour parler à un enfant de sa maladie et de son évolution.
 Il est capital (comme pour les adultes, d'ailleurs !) de bien se centrer sur son rythme à lui, sans vouloir ni le précéder, ni lui mentir quant à la gravité de son état.

L'utilisation de dessins comme support au dialogue peut être très aidante.
- Dans certaines situations, il est important de lui manifester qu'on va prendre soin de ses parents, qu'ils seront tristes mais qu'ils vont « s'en sortir », parce qu'il a parfois très peur de les faire souffrir et de les abandonner.

- Tout au long de l'accompagnement, une série de besoins spécifiques à l'enfant doivent être pris en compte et évalués, entre autres :
    - la scolarisation
    - l'animation, le jeu
    - le soutien psychologique

- En fonction de toutes ces dimensions particulières, le deuil de la famille (parents, frères et sœurs, grands-parents...) peut être particulièrement intense et long. Là aussi, une aide est parfois très utile pour vivre avec cette terrible blessure. N'oublions pas que le médecin généraliste peut jouer un rôle important, entre autres grâce à la continuité de son accompagnement de la famille (cf le travail de deuil p. 214)

LA PERSONNE AGEE EN SOINS PALLIATIFS

- Toutes les personnes âgées ne meurent pas de cancer (même si elles en ont un !) ou de maladie.
Une fin de vie tout en douceur et non médicalisée doit encore pouvoir exister !

- Les situations que nous rencontrons ouvrent les soins palliatifs à beaucoup de pathologies chroniques et favorisent la notion de « soins continus ».

- La qualité des soins et leur prise en charge interdisciplinaire prend ici une importance primordiale et doit être évaluée sur le long terme.

- La douleur se manifeste de manière moins « bruyante » dans un contexte de ralentissement psychomoteur.
Soyons donc attentifs à certaines mimiques ou à certaines attitudes, lors de changements de position par exemple.

- Nous devons également adapter les doses des différents médicaments à l'âge du patient et à sa constitution.

- Le comportement des personnes âgées est parfois inattendu, en particulier dans la collaboration aux soins.
Le souci du dialogue et l'harmonie dans le contact physique sont indispensables pour pouvoir les entendre.

La confusion, la démence posent évidemment des problèmes particuliers à ce niveau-là également (cf la maladie d'Alzheimer p. 175).

- Le confort et la qualité de vie en maison de repos sont des réalités qui demandent une attention particulière. Ce qu'en disent le patient, sa famille et les autres soignants doit être entendu et pris en compte.

- L'accompagnement d'un patient âgé en fin de vie est parfois rendu difficile par l'attitude de la famille qui s'en désintéresse, qui refuse certains soins (coût !) ou qui fait comprendre que « ça ne peut plus durer ... ».
Il n'est pas juste pour autant, de répondre directement à la « demande » de la famille (« Si vous voulez, on peut l'endormir un peu plus... ») , sans tenir compte de toutes les autres dimensions contenues dans cette demande : la souffrance, les difficultés d'organisation d'une présence ou de visites, les anciens conflits... Là aussi, le temps de l'écoute, de l'empathie, du dialogue et une véritable compétence relationnelle sont indispensables.

- Chez nous, la mort d'une personne âgée est souvent considérée comme un événement logique et à ce titre- là, entraîne peu de chagrin.
Dans d'autres cultures, les rites funéraires qui entourent la mort d'une vieille personne sont particulièrement importants, parce qu'ils expriment l'intensité de la perte en termes d'expérience et de mémoire collective.

LE PATIENT ATTEINT D'UNE MALADIE NEUROLOGIQUE

Les troubles neurologiques ont en commun leur évolution progressive et l'épuisement qu'ils entraînent petit à petit chez les proches, appelés à soigner ces affections depuis de nombreuses années.
Quand la phase palliative commence, le patient et l'entourage ont déjà vécu de nombreuses pertes successives (aussi bien d'un point de vue individuel, familial que social).
Ces deux dimensions, d'épuisement et de deuil progressif, doivent attirer notre attention.

La maladie de Parkinson

- La thérapeutique médicamenteuse est à l'origine de nombreux effets secondaires.
En phase palliative, s'ajoutent encore d'autres substances, avec le risque d'interactions que cela provoque.

- La détérioration psychique fréquemment rencontrée dans cette maladie aggrave les difficultés relationnelles.
Certains symptômes comme la dépression, l'agressivité, l'agitation sont liés à l'affection et il peut être déculpabilisant pour les proches d'en être bien informés.
Le soutien à leur apporter n'en reste pas moins très important.

La maladie d'Alzheimer

- La phase palliative survient ici à un stade très avancé de la maladie, après une longue évolution, et donc de nombreuses difficultés.

- La douleur physique peut toucher le malade d'Alzheimer comme tout autre dément d'ailleurs. Il faut être très attentif au fait qu'il ne peut pas verbaliser cette douleur et qu'il va donc la manifester de manière indirecte. Elle peut et doit être contrôlée aussi bien que chez un patient non dément.

- Le contact affectif et sensoriel est particulièrement important, parce que le patient y est très sensible, de même qu'à la qualité de son environnement.

- L'épuisement des proches s'ajoute souvent à un sentiment d'impuissance et à la culpabilité de ne pas pouvoir prendre en charge le patient de manière optimale.
Les possibilités d'aide offertes par la société sont parfois limitées et il est souvent très utile de s'adresser aux associations de patients concernées et cela bien avant la fin de vie.

- L'aspect relationnel de l'accompagnement est rendu plus complexe par les désordres cognitifs et les difficultés de communication dus à cette pathologie.
C'est en particulier le cas pour tout ce qui concerne « la » vérité du diagnostic ; l'idée de l'authenticité dans la relation à créer prend ici tout son sens.
Cela nécessite également que nous réfléchissions à notre attitude par rapport à la confusion (cf p. 91).

La sclérose en plaques

- L'évolution de la maladie est marquée par sa longueur et par l'alternance de périodes de rémission et d'aggravation.
Pour le patient et pour ses proches, il s'agit souvent d'un rythme difficile,

où des moments de renoncements et de rechutes succèdent à d'autres où l'espoir rejaillit, et où chacun se réinvestit dans des projets.

- Les conséquences sociales sont importantes, entre autres par l'atteinte très précoce de la motricité (chaise roulante).

- La spasticité musculaire doit être corrigée autant que possible.
Le traitement de fond est controversé (immuno-suppresseurs, corticoïdes dans les poussées)

- L'incontinence urinaire et anale peuvent apparaître assez tôt dans l'évolution, et imposent des mesures spécifiques (prévention d'escarres et d'infection).

La sclérose latérale amyotrophique

- Il s'agit d'une dégénérescence des cordons latéraux et des cornes antérieures de la moelle épinière.

- Dans 50 % des cas, le patient décède dans les 2 à 5 ans.

- La symptomatologie est lourde et polymorphe :
    - syndrome pyramidal spastique aux membres inférieurs
    - syndrome de la corne antérieure aux membres supérieurs (parésie, aréflexie, atrophie)
    - atteinte de l'état général avec amaigrissement
    - fréquemment : - atteinte bulbaire avec dysarthrie
        - troubles de la déglutition et difficultés de nutrition
        - dyspnée parfois très sévère et difficile à contrôler
        - sialorrhée

- Toute une part de la souffrance du patient vient de la conscience avec laquelle il vit ces pertes et ces difficultés successives. La souffrance des proches et leur impuissance sont aussi très présentes.

- Du point de vue de la stratégie d'intervention, les moyens à mettre en œuvre sont importants et peuvent nécessiter des structures et des équipes spécialisées.

En pratique :
    - les troubles de la marche sont associés à une asthénie majeure et il faut éviter une stimulation excessive.
    - les troubles de la parole nécessitent un soutien pour le patient, qui vit consciemment cette difficulté de communication, mais aussi pour ses proches.

- les troubles digestifs posent parfois la question de l'opportunité d'une gastrostomie.
- les troubles respiratoires peuvent nécessiter une trachéotomie.

- L'approche palliative impose dans tous les cas de contrôler le mieux possible :
    - la douleur
    - la spasticité
    - l'hypersalivation
    - l'angoisse et la dépression

LE PATIENT ATTEINT DE SIDA

- Il s'agit souvent d'un patient jeune, bien informé à propos de sa maladie, et exigeant quant à la qualité du dialogue.

- Le caractère transmissible de l'affection et la réaction de crainte qu'elle engendre exigent que les soignants trouvent un lieu pour partager leurs émotions et leurs difficultés. Ils pourront ainsi être aidés et s'impliquer de la manière la plus juste et la plus solidaire possible.

- L'isolement et la marginalisation peuvent être accentués par l'homosexualité et/ou la toxicomanie.

- L'image du corps ne doit pas être négligée dans l'accompagnement relationnel.
Elle est particulièrement atteinte par cette maladie liée à la sexualité.

- Le pronostic est profondément modifié par l'efficacité de la tri- et même de la quadrithérapie.
Dans ce contexte, la distinction entre le curatif et le palliatif montre toute son ambiguïté, puisque l'alternance des deux situations peut se rencontrer.
Il est donc à nouveau très important que l'orientation des soins se fasse, dans la mesure du possible, en fonction des désirs et des objectifs du patient.

- Lors des phases avancées de la maladie, des symptômes multiples peuvent se rencontrer :
    - altération de l'état général avec fièvre et cachexie
    - polynévrite avec douleurs importantes
    - troubles digestifs (anorexie, nausées, vomissements, diarrhée)
    - troubles neurologiques (démence, cécité, épilepsie)
    - symptômes cutanéo-muqueux (prurit, zona, sarcome de Kaposi)

- Certains symptômes sont facilement réversibles par leur caractère infectieux et curable, d'autres nécessitent une approche palliative.
Cette réalité entraîne une évolution en dents de scie et un ajustement parfois difficile de l'attitude thérapeutique.

- Le contexte relationnel dans lequel vit le patient est parfois complexe et peut varier très fort en fonction des différentes phases de sa maladie.
Ici encore, notre attention, notre écoute, notre non-jugement ont une importance capitale.

2ᵉ partie

Pour aller plus loin...

Quelques gestes techniques

(5), (10), (12), (13),(19), (44), (46)

L'utilisation d'un pousse-seringue

Il s'agit d'un appareil qui permet l'injection sous-cutanée continue d'un ou de plusieurs produits, grâce à un boîtier relié à une aiguille de type « papillon ».

Il est fréquemment utilisé à domicile et ne doit pas être confondu avec les différents types de pompes qui diffusent un médicament, le plus souvent de la morphine, par voie intraveineuse ou intrathécale.

En pratique :

- le boîtier reçoit une seringue dont le piston est entraîné grâce à un mécanisme automatique
- la mise en route ou l'arrêt de l'appareil se font simplement en plaçant ou en ôtant la pile
- une petite lampe clignotante annonce que la pile est encore valable au moins 24 heures
- le boîtier est introduit dans un petit sac qui peut être facilement placé autour du cou du patient et est peu gênant
- une fois que la quantité de produit qui doit être injectée en 24 heures se trouve dans la seringue, il faut mesurer cette quantité en millimètres avant de placer la seringue dans le boîtier
- à l'aide d'un tournevis, on fait alors apparaître sur le boîtier le chiffre qui correspond à cette hauteur en mm ; l'appareil délivrera cette quantité en 24 heures ;
- il faut donc toujours utiliser des seringues de même volume (en principe 10 ml, mais possibilité de 20 ou 30), ou systématiquement mesurer la quantité de produit à injecter
- au départ, la tubulure doit être purgée, ce qui nécessite 1 ml supplémentaire de produit ou le premier changement de seringue après 12 heures plutôt que 24 heures
- des bolus peuvent être injectés à la demande par le patient ; ils doivent être prévus en plus de la quantité de liquide préparée (4 bolus = 1 mm) et ne doivent pas intervenir dans la mesure en mm : le volume nécessaire aux bolus doit être ajouté après la mesure !
- si le patient n'a jamais eu de morphine, au moment où on place le pousse-

seringue, il est important qu'il reçoive en plus une injection sous-cutanée directe, pour bénéficier tout de suite de l'analgésie
- dans de rares cas (par exemple hypotension et collapsus vasculaire), l'injection sous-cutanée doit être remplacée par une injection intraveineuse. Le pousse-seringue peut-être utilisé (par exemple relié au port-a-cath), mais pour des raisons de sécurité, il vaut mieux à ce moment-là le remplacer par une pompe
- quand un patient a un pousse-seringue, le passage d'un(e) infirmier(e) deux fois par jour est souhaitable

Quelques produits souvent utilisés dans le pousse-seringue

Substances	Compatibilité connue avec :
Glycopyrrolate	hydroxyzine, midazolam, morphine, scopolamine
Hydroxyzine	glycopyrrolate, métoclopramide, midazolam, morphine, scopolamine
Lorazépam	midazolam, morphine
Métoclopramide	hydroxyzine, midazolam, morphine, scopolamine
Midazolam	glycopyrrolate, hydroxyzine, métoclopramide, morphine, scopolamine
Morphine	glycopyrrolate, hydroxyzine, métoclopramide, midazolam, scopolamine
Scopolamine	glycopyrrolate, hydroxyzine, métoclopramide, midazolam, morphine

 - Dexaméthasone : à utiliser en SC directe (incompatibilité fréquente)
- Diazépam : **pas** en SC (irritant), mais sublingual, intrarectal, per os
- Octréotide : douloureux donc en SC directe et changer de site chaque fois
- Phénobarbital : irritant en SC, utilisé plutôt en IM

Quelques substances fréquemment associées dans le pousse-seringue :
morphine + scopolamine, morphine + glycopyrrolate, morphine + métoclopramide, morphine + scopolamine + midazolam...

La mise en place d'une sonde naso-gastrique

Matériel nécessaire

- une sonde gastrique de Levin (calibre 14 ou 18) si on veut mettre l'estomac en décharge (occlusion haute)
- une micro-sonde type Flocare® (calibre 8) et un flacon de type Normoréal® si on veut réalimenter le patient
- une seringue de 50 cc
- un verre avec un peu d'eau

Description de la technique

- installer le patient pour qu'il soit bien assis, à angle droit, avec la <u>tête fléchie</u> : cette position est primordiale pour la progression correcte de la sonde
- expliquer au patient la séquence des événements : l'introduction de la sonde par le nez, sa descente vers l'estomac, la nécessité de respirer normalement et de déglutir quand on lui demandera
- vérifier qu'il n'y a pas de déviation de la cloison nasale ; si c'est le cas, choisir la narine la plus large
- prendre des repères sur la sonde : des traits sont inscrits tous les dix centimètres ;

    il faut se rappeler que :
    - la distance entre la narine et la bouche oesophagienne est d'environ 20 cm (soit environ la distance entre la base de la narine et le lobe de l'oreille)
    - la distance entre la narine et le cardia est d'environ 40 cm
- mouiller l'extrémité de la sonde (éventuellement, mettre un peu de Xylocaïne® gel à l'entrée de la narine, ou de Xylocaïne® spray dans la narine)
- introduire la sonde perpendiculairement à la face, parallèlement au plancher nasal et la faire progresser
- après +/- 20 cm (deux traits), la sonde arrive au-dessus de l'épiglotte : il faut demander au patient de déglutir
- après +/- 40 cm (quatre traits), la sonde arrive au niveau du cardia : descendre d'une dizaine de cm encore, puis commencer à aspirer pour voir si on est bien dans l'estomac (présence de liquide)

- dès qu'il y a du liquide, fixer la sonde en veillant à ne pas provoquer d'escarre au niveau du nez
- relier la sonde au sachet de Normoréal® ou équivalent s'il s'agit d'une alimentation entérale

ou

mettre l'extrémité libre de la sonde dans un récipient en position déclive s'il s'agit d'une mise en décharge de l'estomac. L'évacuation peut se poursuivre en douceur pendant 12 à 24 H si le patient supporte la sonde (souvent gênante par son diamètre) ; à ce moment-là, réévaluer la situation.

Remarques pratiques

- Pendant la progression de la sonde, si le patient tousse ou devient dyspnéique, il faut l'enlever et recommencer.
- Il est capital d'être calme et rassurant pour éviter de faire paniquer le patient.
- Si la déglutition « à sec » est difficile, prévoir un peu d'eau à avaler.
- S'il n'y a pas de liquide quand on pense être dans l'estomac, injecter de l'air par la seringue de 50 ml et ausculter l'estomac pour confirmer l'arrivée de cet air.
- Il arrive que le patient demande qu'on enlève la sonde, ne fût-ce que quelques heures, ou pour la nuit : ne craignons pas de répondre à sa demande.
- Si le patient est conscient et collaborant, il ne peut rien arriver de grave lors du placement d'une sonde ;
si le patient est inconscient, c'est beaucoup plus difficile.
- Si la sonde se bouche, on peut la déboucher à la seringue en utilisant de l'eau minérale.

La réhydratation par hypodermoclyse

Matériel nécessaire

- un antiseptique à usage dermique
- une aiguille type papillon (DIAM. 19 mm - 21 G)
- un pansement transparent type Opsite® (pour pouvoir bien visualiser le point de ponction)
- un soluté : liquide physiologique
  ou glucosé 5 % + 4 gr de NaCl
- une trousse de perfusion
- un pied à perfusion ou équivalent (clou dans le mur !)

Description de la technique

- Installer le patient assis ou couché sur le dos
- Choisir une zone de peau saine par exemple au niveau de la face interne d'une cuisse ou d'un flanc
- Relier la tubulure à la perfusion
- Désinfecter la zone de peau choisie
- Placer l'aiguille en SC et la raccorder à la tubulure
- La recouvrir d'un pansement transparent
- Régler le débit : maximum 1 ml / minute (1500 ml / 24 H), soit 20 gouttes / minute

Remarques pratiques

- Contre-indication à cette technique : les troubles de la coagulation
- Une infiltration de la peau autour du point d'injection (peau d'orange) est normale, transitoire et non douloureuse
- Si on choisit du glucosé 5 %, il faut lui ajouter 4 gr de NaCl, pour que la solution ne devienne pas rapidement hypotonique par utilisation du glucose, ce qui provoque de la douleur
- Certain ne changent le site de perfusion que si le site déjà utilisé est irrité, d'autres changent de site toutes les 24 heures.
- Si on veut éviter l'accumulation de médicaments à élimination rénale, un débit de 500 ml à 1L / 24H est suffisant.

La ponction d'ascite

Matériel nécessaire

- Un antiseptique à usage dermique
- Une aiguille à IM pour l'anesthésie locale
- 5 à 10 ml de lidocaine (Xylocaïne®) à 1 %
- Une seringue de 20 à 30 ml pour amorcer éventuellement l'écoulement
- Une aiguille de ponction, type cathéter IV (18G / 45 mm)
- La tubulure d'une trousse à perfusion (qu'il faut couper en dessous du « stilli-gouttes »)
- Quelques compresses et un sparadrap pour fixer le cathéter
- Un récipient de plusieurs litres

Description de la technique

- Faire vider la vessie
- Installer le patient sur le dos, le corps légèrement incliné vers la gauche
- Au niveau de la fosse iliaque gauche (pour éviter le foie et le caecum), marquer le point de ponction sur la ligne réunissant la crête iliaque antéro-supérieure à l'ombilic : le point se trouve à l'union des 2/3 internes et du 1/3 externe
- Désinfecter
- Faire une anesthésie locale avec l'aiguille IM reliée à la seringue de 20 à 30 ml : cela permet à la fois d'apprécier l'épaisseur de la paroi à traverser et de tester la présence de liquide
- Introduire le cathéter perpendiculairement à la paroi, d'un coup assez sec, jusqu'à l'aspiration de liquide
- Enlever l'aiguille et relier le cathéter à la tubulure d'une trousse
- Plonger l'autre bout de la tubulure dans le récipient
- Fixer le cathéter à la peau (compresses + sparadrap)

Remarques pratiques

- Il faut prévoir au moins une heure de présence auprès du patient pour cette technique.
- On peut permettre l'écoulement du liquide tant qu'il y en a.
- Si l'écoulement s'arrête rapidement, il faut changer la position du patient.
- Après la ponction, mettre un pansement absorbant, légèrement compressif
- Si l'orifice de ponction continue à suinter un certain temps, il peut être utile de coller une poche type urostomie pour améliorer le confort du patient.
- Il ne faut rien reperfuser à la place du liquide enlevé.
- En soins palliatifs, il n'y a pas de normes de fréquence : on peut répéter la ponction chaque fois que le patient est à nouveau incommodé au niveau de sa respiration, de sa mobilité ou même simplement de la gêne qu'il ressent.

La ponction pleurale

Certains la déconseillent à domicile.

Matériel nécessaire

- un antiseptique à usage dermique
- une aiguille à IM pour l'anesthésie locale et une seringue de 10 ml
- 5 à 10 ml de lidocaïne (Xylocaïne®) à 1 %
- une seringue de 20 à 30 ml pour amorcer éventuellement l'écoulement
- un set de ponction pleurale à usage unique qui contient une aiguille de ponction, type cathéter IV (18G / 45 mm), une tubulure reliée à un sac en plastique et un robinet à 3 voies pour empêcher l'entrée d'air : une voie pour le cathéter, une voie pour le sac et une voie pour la seringue d'aspiration de 20 ml, également fournie dans le set
- quelques compresses et un sparadrap pour fixer le cathéter.

En plus de ce matériel, prévoir la présence de quelqu'un qui puisse aider en observant les réactions du patient, en le soutenant dans la position assise, en le rassurant.

Description de la technique

- Installer le patient en position assise au bord du lit, en hypercyphose, avec un aidant qui lui fait face et le soutient
- Percuter et ausculter le thorax pour évaluer l'emplacement de l'épanchement
- Choisir un point de ponction :
  on peut
    - simplement ponctionner un peu en dessous du niveau liquidien évalué à l'examen clinique

  ou
    - tracer des repères : une ligne verticale passant par le milieu de l'hémithorax concerné et une ligne horizontale passant par la base du poumon sain : le point de ponction se trouve un ou deux espaces intercostaux au-dessus de l'intersection des deux lignes
- Faire une anesthésie locale en la terminant par une aspiration : cela permet d'apprécier l'épaisseur de la paroi et de tester la présence de liquide
- Introduire le cathéter de ponction perpendiculairement à la paroi jusqu'à

l'aspiration du liquide, puis évacuer l'épanchement vers le sac grâce au robinet à 3 voies

⚠ *Le cathéter doit être introduit au bord supérieur de la côte pour éviter le paquet vasculo-nerveux intercostal qui longe son bord inférieur.*
- Fixer le cathéter avec les compresses et le sparadrap.

Remarques pratiques

- Si l'écoulement s'arrête rapidement, il faut changer doucement la position du cathéter (qui est souple)
- Il ne faut pas évacuer plus d'un litre de liquide par ponction
- Si l'épanchement est bilatéral, il ne faut pas le vider en une seule séance
- Une toux peut être provoquée par l'irritation de la plèvre : il faut arrêter la ponction
- Un malaise vagal nécessite également l'arrêt de la ponction ainsi que l'installation en position couchée
- La répétition des ponctions se fait en fonction du confort du patient.

Quelques outils qui favorisent l'interdisciplinarité.

(7), (17), (29), (30)

Travailler en interdisciplinarité, c'est accepter de prendre des risques, et d'abord celui de la transformation de sa propre pratique au contact d'autres acteurs et d'autres disciplines avec lesquelles on interagit.

Dans le cadre de soins palliatifs à domicile, l'interdisciplinarité doit se vivre au quotidien, en cherchant à harmoniser les interventions de chacun et en poursuivant un but commun : le meilleur accompagnement possible pour le patient et pour ses proches.

Si l'interdisciplinarité est à la mode, si le travail en réseau constitue un formidable défi, non seulement pour les soins palliatifs mais pour la médecine tout entière, il ne faut pas oublier que les exigences et les difficultés liées à de telles pratiques sont nombreuses, et que la peur, principalement celle du jugement est souvent présente.
Les exigences concernent entre autres la reconnaissance des compétences et des perspectives de chacun (y compris celles du patient et de ses proches), l'accueil des limites de chacun, le partage des informations, mais aussi le partage, avec le moins de concurrence possible, de la relation avec le patient. Si des tensions se manifestent, celui-ci risque bien de faire l'expérience de morcellement, d'écartèlement plutôt que celle d'unité ou de globalité dont il est tellement question dans le discours des soins palliatifs.

En pratique, cela nécessite du temps. Beaucoup de temps. Ce temps doit être pris. Et il doit être reconnu.
Au temps pour le patient, au temps pour ses proches, à celui pour les autres soignants, n'oublions pas d'ajouter du temps pour nous !
Il est indispensable, parce qu'il permet précisément la qualité de la relation avec l'autre, mais aussi la qualité de la relation avec nous-mêmes.

Le temps, on peut toujours le trouver ou même plus simplement se le donner...

A l'intérieur de ce temps, différents outils peuvent soutenir la communication.

Le carnet de liaison

C'est un moyen tout simple et très utile pour améliorer l'interdisciplinarité et qui précisément, fait gagner du temps à ceux qui ont l'impression de n'en avoir jamais assez...
Au départ, il était destiné au partage d'informations entre les différents soignants qui se succèdent auprès du patient.
L'expérience montre qu'il devient souvent un véritable carnet de bord, surtout quand le patient et ses proches se mettent également à écrire ce qui leur tient à cœur.
Il leur permet ainsi de prendre vraiment une place de partenaires actifs dans l'élaboration des soins, il apaise ceux qui ont peur d'oublier tout ce qu'il faudra dire lors du passage du médecin, il stimule un véritable climat d'authenticité autour du patient.
Au fil des jours s'écrit progressivement tout un récit, toute une tranche de vie souvent difficile, mais parfois très riche, de l'histoire unique d'un être humain. Ce n'est pas le hasard si, après le décès du patient, nombreux sont ceux qui ont envie de garder ce carnet...

Le téléphone, les réunions

Le seul terme de « réunion » fait parfois bondir certains médecins, à l'idée qu'il faut encore trouver du temps et ajouter des déplacements supplémentaires, alors que les journées de travail sont déjà tellement remplies ...
Et pourtant, il est tout à fait illusoire de vouloir travailler ensemble si on ne se parle pas ...
Le téléphone représente déjà une aide inestimable, qu'on a parfois tendance à négliger : pour avoir un avis infirmier, pour vérifier que tout se passe bien, pour répondre à des questions ponctuelles, ...
Il est d'ailleurs également très utile pour s'informer auprès des proches de la situation avant la nuit et pour donner quelques conseils.

Au-delà des échanges qu'il permet, certaines réunions, ou tout au moins certaines rencontres restent indispensables.
Elles peuvent réunir en partie ou totalement l'équipe soignante. Elles peuvent inclure le patient et ses proches.

Une rencontre importante est celle qui permet une première prise de contact avec l'infirmier(e) qui coordonne l'équipe de seconde ligne : il s'agit de décrire la situation du patient et de ses proches, de donner des informations à propos de leur histoire, de bien préciser les objectifs de l'accompagnement, de formuler les attentes respectives, d'envisager ou non la présence d'aides-familiales, de bénévoles, de détailler et quand c'est possible d'anticiper les besoins en matériel...

D'autres rencontres peuvent avoir lieu à des moments de « crise » : quand certains symptômes s'aggravent subitement, quand les proches mettent en doute la possibilité de garder le patient à domicile...
C'est parfois le contenu du carnet de liaison qui sert de signal d'alarme : quand les informations qui y sont inscrites montrent qu'il y a des problèmes de compréhension ou de partage de l'information, il devient alors indispensable de rencontrer les autres soignants ou de les contacter par téléphone pour améliorer à la fois la situation et la communication.

N'oublions pas l'importance d'une réunion après le décès, pour pouvoir marquer un temps d'arrêt par rapport au patient décédé, faire une synthèse de ce qui s'est passé, partager le vécu de chacun, ses regrets, ses reproches, ses questions.

Perte de temps pour certains... gain d'un temps précieux pour d'autres...

Dès à présent, n'oublions pas tous les moyens d'échanges développés par les nouveaux réseaux de télécommunication (Internet...).

Les échelles d'évaluation des symptômes

Les outils qui permettent d'évaluer les symptômes sont nombreux, et tous destinés à l'amélioration du bien-être du patient.
Ils peuvent guider de manière très intéressante l'équipe soignante dans l'accompagnement, les soins, les traitements proposés.
Par ailleurs, en favorisant la communication au sein de l'équipe mais aussi avec le patient et avec ses proches, ils constituent une bonne base de travail si on veut favoriser une réelle interdisciplinarité.
N'oublions cependant pas de les présenter avec tact au patient pour ne pas encore augmenter l'état d'inconfort physique et/ou émotionnel souvent présent en fin de vie.

L'EVALUATION DE LA DOULEUR

Il existe différents types d'échelles d'évaluation de la douleur :
- l'échelle verbale simple : le patient choisit les mots qui décrivent le mieux sa douleur : douleur absente, légère, modérée, forte, intolérable
- l'échelle visuelle analogique : le patient situe sa douleur sur une ligne horizontale, entre l'extrême gauche, qui représente l'absence de douleur et l'extrême droite qui représente une douleur insupportable :

pas de douleur   **douleur insupportable**
――――――――――――――――――――――――――――――――

- l'échelle numérique : le patient situe également sa douleur sur une ligne horizontale, mais celle-ci est graduée de 0 à 10 :

pas de douleur   **douleur insupportable**
――――――――――――――――――――――――――――――――
0   1   2   3   4   5   6   7   8   9   10

Des documents plus complets existent également (graphiques avec les zones douloureuses...) mais ils sont plus longs à remplir et donc peu adaptés à des situations de soins palliatifs à domicile.

L'échelle Doloplus est intéressante pour les patients âgés présentant des troubles de la communication verbale.

De nombreux médecins hésitent à utiliser une échelle d'évaluation de la douleur, qui constitue cependant une manière concrète d'accorder de l'importance à cette douleur et de tenter de l'objectiver, mais aussi de stimuler la participation de chacun et l'expérience de l'interdisciplinarité.

Quelle que soit l'échelle utilisée, les résultats se reportent sur un graphique, pour avoir une idée de l'évolution de la douleur dans le temps et pour adapter le traitement en conséquence.

L'EVALUATION DE L'ENSEMBLE DES SYMPTÔMES

Pour privilégier à la fois une évaluation correcte des symptômes et une lecture simple de cette évaluation, nous proposons une adaptation du système d'Edmonton (ESAS) :

(voir tableaux pages suivantes)

Pas de douleur ———————————	Douleur maximale
Pas de fatigue ———————————	Fatigue extrême
Pas de somnolence ———————————	Somnolence Extrême
Pas de prurit ———————————	Prurit maximal
Pas de nausées ———————————	Nausées maximales
Pas de diarrhée ———————————	Diarrhée continue
Pas de constipation ———————————	Constipation maximale
Excellent appétit ———————————	Pas du tout d'appétit
Respiration normale ———————————	Essoufflement maximal
Absence de toux ———————————	Toux continuelle
Absence d'anxiété ———————————	Anxiété maximale
Bien-être parfait ———————————	Mal-être total

Autre symptôme (à préciser) :

…………….. ——————————— …………..

Un soignant peut quantifier l'intensité de chaque symptôme à l'aide d'une règle graduée, et reporter les résultats sur un tableau synoptique qui permet d'observer l'évolution des symptômes dans le temps.

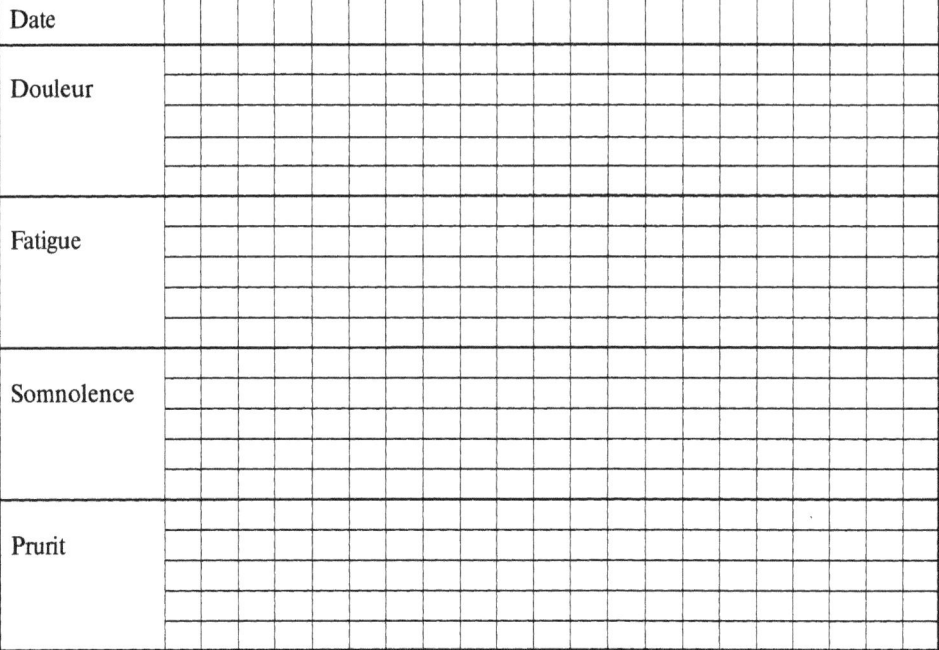

La fréquence avec laquelle il convient d'utiliser une telle échelle varie en fonction des plaintes du patient et du caractère plus ou moins stable de la situation.

La présence et l'intensité d'un symptôme ne doivent pas faire oublier les différentes composantes (physique, relationnelle, émotionnelle, ...) de ce symptôme, composantes qu'il faut également tenter d'évaluer, en approfondissant la communication avec le patient.

Le feuillet récapitulatif

En médecine libérale, les situations de soins palliatifs sont parfois fort espacées dans le temps. En début d'accompagnement, il peut donc être utile de se rappeler les principaux points auxquels nous devons être attentifs.
Ce feuillet récapitulatif a également sa place dans les rencontres et les réunions interdisciplinaires.

FEUILLET RECAPITULATIF (*)

CONFORT PHYSIQUE	A NE PAS OUBLIER ! ⚠ examen clinique systématique	REMARQUES (ce qui est fait, ce qui est à prévoir, ce qui pose problème...)

1. Douleur	Evaluation
	Traitement continu
	    - antalgiques
	    - co-analgésiques
	Si morphine
	    - laxatifs
	    - entre-doses	

2. Nausées, vomissements	Différents médicaments en fonction de la cause	
3. Nutrition et hydratation	Goûts et préférences du patient Préparations « maison » Préparations commerciales Microsonde éventuelle Hypodermoclyse éventuelle	
4. Soins de bouche	Attention particulière à un examen complet	
5. Toux Dyspnée	Antitussifs Kiné Aérosols Importance du vécu subjectif	
6. Selles	Prévention de la constipation Importance du TR	
7. Urines	Globe vésical : agitation ! Incontinence : confort du patient d'abord : Lange, étui pénien, panne, sonde, alèses, ...	
8. Hygiène, toilette	Confort du patient Ses souhaits	
9. Prévention des escarres	Matelas et coussins Massages et position Pansements colloïdaux	
10. Anxiété, agitation	Médicaments et écoute	
11. Médicaments	Per os le plus longtemps possible Prévoir, en cas d'urgence : morphine scopolamine benzodiazépine	

(*) d'après les drs M. BOUNITON, CHEVALAI, DONGENAERS et DROPSY de la Maison Médicale de Wilbeauroux à Roux.

CONFORT PSYCHOLOGIQUE		
Patient	Contexte relationnel, écoute, dialogue	
Famille et proches	Disponibilité, présence possible Soutien du patient Souffrance des proches	
QUESTIONS ETHIQUES	Récit, prise de distance, recherche de compréhension argumentation	
INTERDISCIPLINARITE	Carnet de liaison Réunions de concertation Téléphone, Internet	

Quelques repères pour une écoute active

(15), (24), (25), (28), (36), (38), (39)

Les soins palliatifs dans leur ensemble, et l'approche de la mort en particulier interpellent notre emploi du temps, notre rapport au temps, l'usage que nous en faisons, la manière dont nous le prenons.

Le temps qui reste, le temps qui fuit, le temps qui n'en finit pas ...

Le temps gagné, le temps à perdre, le temps c'est de l'argent ...

Le temps passé, les marques du temps, l'ici et maintenant ...

Presque toujours, le temps nous manque... à moins que ce ne soit nous qui manquions le temps...

Si nous le voulons, si nous le choisissons, nous pouvons faire du temps un espace pour la rencontre, pour le dialogue, pour l'écoute.

S'ouvrir au temps de l'autre, à la temporalité qui lui est propre, et l'accueillir.

Sentir la responsabilité infinie qu'appelle chaque instant, en lien avec la disponibilité qu'il nécessite et la liberté qu'il permet.

Vouloir développer une attitude d'écoute, c'est accepter que nous ne savons pas qui est l'autre, que nous ne savons pas mieux que lui ce qui est bon pour lui, mais que nous désirons mieux le connaître pour mieux le rencontrer.
C'est tenter de remplacer le couple savoir-pouvoir, tellement présent en médecine et lié à la technique et à la capacité d'objectiver le corps de l'autre, par un autre modèle : celui qui unit le non savoir et l'écoute.

Il ne s'agit évidemment pas d'abandonner nos connaissances scientifiques, mais de leur ajouter une compétence relationnelle qui permette au patient, par l'expérience de la parole, d'accueillir et de reconnaître comme siennes toutes les parties de son être et ainsi de rester ou de devenir l'auteur de sa vie.

ECOUTE SELECTIVE	ECOUTE NON SELECTIVE
Centrée sur le problème du patient (symptômes)	Centrée sur le vécu du patient (expérience subjective)
Oriente, filtre, sélectionne	Accueille, reconnaît, ne juge pas
Cherche à poser un diagnostic, à confirmer une hypothèse, à choisir un examen complémentaire	Cherche à donner de la place aux mots, à l'histoire, aux émotions.
Indispensable pour objectiver ce qui ne va pas, pour résoudre un problème	Indispensable pour donner au patient sa place de sujet, pour l'aider à rester ou à devenir l'auteur de sa vie
Apprise pendant notre formation	Rarement envisagée lors de notre formation
Evoque l'image de l'herbicide sélectif : les « mauvaises herbes » doivent disparaître parce qu'elles gênent nos plans, nos projets	Evoque l'image du compost : pour nourrir le terrain et favoriser la croissance de tout ce qui est prêt à germer ...

Si on tente de schématiser ce qui se passe quand un patient nous parle, on peut montrer qu'il y a essentiellement 6 manières de réagir :

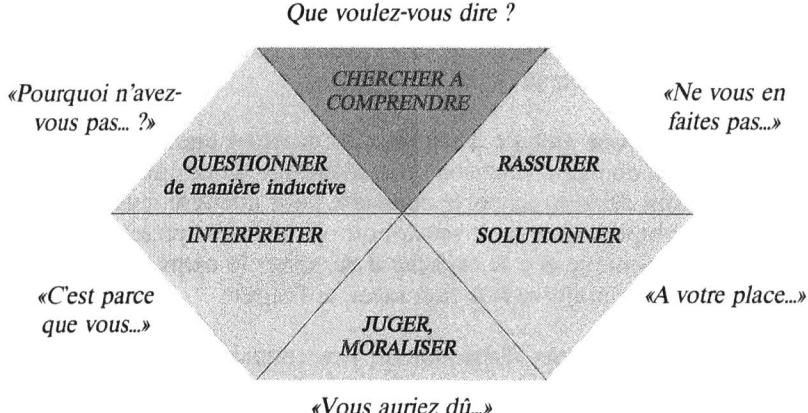

De ces 6 réactions, une seule témoigne d'une écoute véritable : celle qui cherche à comprendre et à sentir ce que l'autre dit. A partir de la parole échangée, peut-être pourra-t-il à son tour se comprendre et poursuivre le chemin qui est le sien.

L'apprentissage de cette écoute-là comporte deux niveaux :
- un niveau technique, qui concerne l'attention aux mots et aux gestes, la recherche de la vraie demande, la reformulation, ...
- un niveau intérieur, qui concerne l'écho que fait ce message chez le soignant

Accueillir cet écho, c'est accepter que l'écoute de soi est un préalable à l'écoute de l'autre.

Accepter que nous avons besoin d'un autre temps et d'un autre espace pour pouvoir nous-mêmes être entendus, pour pouvoir accueillir nos émotions, relire notre histoire, et donner du sens, de la cohérence à notre vécu.

Dans toutes les agglomérations, existe « le jour des encombrants » : chacun sait qu'un camion va passer et qu'il peut vider ses caves et ses greniers, déposer ce qui est devenu inutile ou ce qui ne fonctionne plus sur le trottoir et retrouver ainsi plus d'espace libre dans sa maison.

Etre à l'écoute de soi, ce n'est peut-être pas très différent, sauf que cela concerne tout ce qui est à l'intérieur de nous ...

Prenons donc le temps d'accueillir nos difficultés et nos émotions, de prendre soin d'elles, d'entendre ce qu'elles viennent nous dire.

Mais aussi de les transformer, de les recycler, de pouvoir ainsi utiliser leur force plutôt que de se laisser déborder par elles !

C'est sans doute à ce prix-là que nous pourrons travailler avec l'intelligence du dedans, avec l'intelligence du cœur !

L'annonce d'un diagnostic difficile, d'une mauvaise nouvelle

(1), (14), (15),(21), (34), (36), (37)

Il n'y a pas de recette miracle qui permette de faire l'économie de la souffrance qu'une telle situation engendre, mais il est indispensable de l'inscrire dans la recherche d'une relation vécue dans la vérité, d'une présence juste au patient, d'une écoute attentive, d'un partenariat possible.

Un effort d'authenticité est alors nécessaire dans différentes dimensions :

- proposer une relation d'adulte à adulte (plutôt qu'une relation paternaliste)
- établir un dialogue dont on exclut le mensonge, mais dans lequel on respecte le rythme du patient, sans le précéder
- dévoiler la vérité de manière progressive : répondre aux questions du patient et uniquement à ses questions, sans vouloir en dire plus que ce qu'il demande
- manifester de la disponibilité pour aborder ce sujet si le patient pose peu de questions (mais ne pas le harceler !)
- accepter d'entendre le patient parler de sa vérité propre et parfois utiliser des mécanismes de protection qui sont les bienvenus : ils écartent les réponses trop difficiles (c'est le cas de ce qu'on appelle le déni par exemple)
- se rappeler que l'annonce d'une mauvaise nouvelle est également pénible pour les proches (qui sont trop souvent les seuls à être mis au courant) et qu'elle peut plonger la famille et le système qu'elle représente dans une situation de crise nécessitant notre attention et notre aide

Cette authenticité ne signifie donc pas tout dire, immédiatement et sans mesure, mais bien faire comme choix de base de mettre le patient au centre du processus : la réalité du diagnostic ne doit pas nous faire oublier de préparer la manière de l'annoncer.

N'oublions pas que l'annonce d'une mauvaise nouvelle est celle d'une information qui transforme radicalement la vie d'un patient.
Elle remet en cause à la fois son sentiment d'invulnérabilité et son lien au temps : à son passé (qui peut remonter brutalement à la surface), à son présent (souvent envahi par l'angoisse) et à son difficile, voire impossible à-venir.

En pratique, il est essentiel

- de préparer l'entretien (quand ? où ? en présence de qui ? ...)
- d'évaluer ce que le patient sait déjà (que lui a-t-on dit ? qui ? qu'a-t-il compris ? ...)
- de se rappeler qu'il a toutes sortes d'autres sources d'informations que ce que nous lui disons (ses sensations, ses impressions, le comportement non-verbal des soignants (y compris le nôtre), les commentaires des voisins, des amis...)
- de savoir à propos de quoi il veut des informations (du diagnostic ? des risques ? du traitement ? ...)
- de s'accorder à son rythme : ne pas le devancer, tout en ne l'empêchant pas d'avancer.
- de reconnaître l'impact émotionnel de cette mauvaise nouvelle et de son annonce
- de se préoccuper de ce qu'il a compris, intégré des informations transmises
- d'élaborer avec lui un projet de suivi, une alliance, un partenariat

Des pièges à éviter :

- l'oubli de la dimension inconsciente qui est à l'œuvre en nous, nos propres mécanismes de défense, notre angoisse, nos projections, ce que nous croyons de ce qui est bon pour l'autre, ...

La manière dont nous accompagnons un patient en fin de vie dépend de la manière dont nous nous comportons avec l'idée de notre propre souffrance, de notre propre mort.

Si nous voulons mettre le patient au centre du processus, nous ne pouvons donc pas faire l'économie d'une réflexion, d'une formation, d'un travail sur nos propres résistances, nos propres peurs face à la souffrance, à la dépendance, à la mort

- l'impression qu'il suffit d'informer « une fois pour toutes »

« Pourtant, je lui ai dit, que c'était un cancer... » « il ne veut pas le savoir...» « il fait comme si on ne lui avait rien dit... » sont autant de petites phrases qui montrent que nous avons tendance à oublier la grande distance qui existe parfois entre ce que nous disons et ce que le patient entend et comprend, entre l'information que nous donnons et ce qu'il peut entendre ou comprendre.

Lui aussi a besoin de se protéger, d'écarter, pendant un temps plus ou moins long, les réponses trop difficiles.

Rappelons qu'il faut encore et toujours se mettre et se remettre en accord avec le rythme du patient, lui manifester notre disponibilité, s'ouvrir à l'information (verbale et non verbale) que nous recevons en retour, et construire ainsi un véritable partenariat, qui donne vraiment à l'autre sa place de sujet.

- <u>la participation à une coalition niée</u> (cf aussi p. 212)

quand un proche nous demande « Surtout, docteur, ne lui dites pas, il ne le supporterait pas… »,
nous avons un rôle important pour entendre la demande que cette souffrance exprime, et pour accompagner ceux qui la vivent.
En voulant protéger le patient, le proche cherche sans doute à se protéger lui-même, et veut signifier une autre phrase, qui pourrait être celle-ci : « je ne me supporterais pas en face de lui, sachant qu'il va mourir ».
Il est important que nous comprenions le risque de créer une coalition contre le patient et que nous refusions le mensonge, en expliquant que quand le patient s'en rendra compte, la solitude et le manque de confiance le plongeront dans une souffrance bien plus grande encore que celle du diagnostic.
C'est en tenant compte de la tension émotionnelle qui provoque une telle demande, et en accueillant les émotions de chacun que nous pourrons vraiment jouer un rôle de catalyseur, de passeur, pour que le patient en fin de vie ne soit pas un mourant, mais un vivant jusqu'au bout.
Un être de désirs et d'émotions, un être de relations appartenant à la communauté des humains.

Le moment où un diagnostic grave est révélé est souvent difficile, au moins émotionnellement, et la dissymétrie entre le soignant (celui qui sait) et le patient (celui qui souffre) peut être maximale.
Parfois le soignant (en particulier le médecin) se sent soulagé d'un certain poids, tout en sachant que le patient en est alourdi d'autant.
Parfois il redoute la souffrance que ses paroles vont provoquer, et a envie de se taire.
Pourtant, ce n'est que par une alliance thérapeutique, et en dehors du mensonge, qu'on peut chercher à égaliser le plus possible les conditions de la relation. Et cela même si la situation objective d'accompagnement qu'on peut proposer au patient est sans commune mesure avec l'expérience subjective de fin de vie qui lui est imposée.

Nous ne savons pas grand-chose de la vérité de la souffrance qui surgit quand nous disons la vérité d'un diagnostic, mais par le dévoilement progressif de la vérité, nous pouvons tenter d'articuler la science et l'éthique, en mettant le discours scientifique au service du cheminement du patient, et en essayant de se centrer sur les choix d'un individu qui peut rester autonome, même si cette autonomie est blessée, même si elle ne peut se vivre qu'au sein de la dépendance que la maladie provoque souvent.

A l'avenir, nous devrons également être attentifs à toutes les difficultés qui vont être provoquées par la possibilité et la révélation du diagnostic génétique de certains pathologies.
C'est parfois au moment de la fin de vie d'un des leurs, que certains proches pourront manifester des sentiments mélangés faits d'angoisse, de culpabilité, de colère, de révolte...

L'accompagnement des proches

[20], [21], [27], [38]

La maladie grave d'un de ses membres plonge souvent le système familial dans une situation de déséquilibre, voire de crise.
Une démarche systémique montre qu'en fonction de nombreux éléments comme les interactions entre les différents membres de la famille, les règles et les croyances qui influencent les relations mutuelles et l'appartenance au système, l'âge et la fonction de celui qui va mourir, le type de famille en termes d'ouverture, de souplesse ou de rigidité... l'expression des émotions qui vont traverser cette famille ainsi que sa réorganisation nécessaire se feront avec plus ou moins de difficultés.

Lors de la fin de vie d'un patient, les proches sont confrontés à un bouleversement émotionnel et à des souffrances liées à l'inévitable rupture qui se prépare au moins inconsciemment, et qui, même si elle ne parvient pas à être exprimée en mots, n'en traverse pas moins les gestes et les regards.

Les motifs de souffrance sont nombreux : peur de l'évolution de la maladie, peur de la manière dont la mort va survenir, difficulté de supporter la dégradation physique de celui qu'on aime, sentiment d'impuissance face à sa douleur et à sa souffrance, frustration engendrée par le repli sur soi du patient, ambivalence des sentiments, et en particulier le désir d'être proche qui est parasité par des regrets, des rancunes, des colères cachées ou rentrées, ...

Il est évident que si le contrôle des différents symptômes présents en fin de vie est primordial pour le patient, il l'est tout autant pour ses proches, qui supportent souvent très mal de voir celui ou celle qu'ils aiment, souffrir autant.
La culpabilité qu'ils peuvent vivre en se sentant impuissants, l'agressivité qu'ils cachent mal, la révolte parfois, si elles ont du mal à se dire, risquent de se transformer en autant d'attitudes qui leur donnent une image négative auprès des soignants. Ceux-ci ont parfois l'impression qu'ils ne s'impliquent pas assez, ou au contraire, qu'ils étouffent le patient, qu'ils en font trop, qu'ils s'y prennent mal ...
Il nous semble important d'insister ici sur la souffrance liée à la durée, tellement souvent présente : elle se manifeste à travers une petite phrase comme «docteur, ça ne peut plus durer ainsi... faites quelque chose...».
Ne répondons pas dans l'urgence. Prenons le temps de parler de ce que «ça» veut dire.

Nous pouvons, nous devons développer des attitudes d'écoute, de non jugement, de soutien par rapport à la souffrance des proches.
L'expérience montre combien notre compétence relationnelle améliore la qualité de vie de chacun :

- **être attentif au vécu des proches**
    - quelles sont les répercussions de la fin de vie du patient sur leur propre vécu, dans la famille, au travail, ou même de manière plus large, dans la société ?
    - qu'est-ce qui est le plus difficile à vivre, pour eux ?
    - ont-ils des regrets, qui encombrent ce qu'ils voudraient vivre ?
    - de quoi ont-ils le plus peur pour l'avenir ?
    - ...

    et proposer du temps, de l'espace, des occasions pour qu'ils puissent exprimer leurs difficultés.

    Si nous ne nous sentons pas prêts à cela, ou si nous ne choisissons pas d'y consacrer du temps, il est toujours possible de faire appel à d'autres soignants, par exemple de l'équipe de seconde ligne. Mais il reste capital d'être tenu au courant de ce qui s'est dit d'important, pour donner toute sa cohérence à l'interdisciplinarité.

- **être attentif à leurs questions**
    souvent en lien avec un besoin de compréhension et/ou de sécurité :
    - pourquoi ne donne-t-on plus le même médicament ?
    - est-ce que c'est assez fort, ce qu'il reçoit ?
    - est-ce qu'il ne serait pas mieux à l'hôpital ?
    - et si ça ne va pas mieux ?
    - que risque-t-il d'arriver d'autre ?
    - et pendant la garde ?
    - ...

    et proposer des moments de rencontre, de partage des informations, d'explications

    Ce n'est jamais du temps perdu ... mais bien au contraire, un temps précieux gagné en termes d'amélioration de la communication, de diminution des tensions, de satisfaction, de clarté, ...

- **être attentif à leurs ressources :**
    utiliser la connaissance que les proches ont du patient, de ses habitudes ;

tenir compte de ce qu'ils disent, de ce qu'ils observent ;
reconnaître la tendresse, l'amitié, l'amour qu'ils ont pour lui, ainsi que souvent, leur envie de « bien » faire ;
leur demander s'ils ont envie d'être actifs, de participer davantage aux soins : trop de proches ont tendance à fuir la personne en fin de vie parce que plus aucun sens n'est donné à leur présence

et proposer une collaboration active quand elle semble possible :
les inviter à participer au carnet de liaison, aux fiches d'évaluation des symptômes, expliquer leur rôle possible dans l'administration des médicaments ou dans des gestes de prévention (soins de bouche, lutte contre les escarres, …) ;
leur apprendre, ou demander aux infirmier(e)s de leur apprendre des gestes utiles et qu'ils se sentent prêts à faire (injection de morphine par un « papillon » sous-cutané…) ;

- <u>être attentif à leurs limites</u>
en termes de disponibilité : dans le temps, mais aussi en lien avec leur relation avec le patient, leurs émotions, leur vécu antérieur par rapport à la mort, leur angoisse, …
en termes de capacité d'aide : force physique, âge, pudeur, …

et proposer qu'ils s'autorisent ce qui leur semble le plus juste
en les aidant à évaluer, à sentir, à laisser venir …
Nous ne pouvons pas culpabiliser un conjoint qui n'ose pas injecter un médicament préparé dans la tubulure d'un « papillon », mais nous ne pouvons pas non plus sous-estimer sa capacité à le faire, et par là l'empêcher de manifester son attention, sa tendresse, son désir d'efficacité.
Chaque situation est particulière, et la collaboration des proches n'est pas toujours possible, mais il ne faut pas que ce soit notre manque d'attention ou de disponibilité qui la rende impossible.

- <u>être attentif au piège de la coalition niée</u>
qui manifeste souvent l'angoisse des proches, et l'excès d'émotions qu'ils sentent ou qu'ils appréhendent dans leur relation avec le patient en fin de vie. Ils cherchent alors une troisième personne, par exemple le médecin, qui participe ainsi à la triangulation. Mais dans cette relation à trois, il nous est souvent demandé de faire semblant qu'on n'est qu'à deux : « surtout, docteur, ne lui dites pas que je vous en ai parlé … »
Il se crée ainsi une coalition, c'est-à-dire une alliance de deux personnes contre la troisième.
Si nous n'y prenons garde, nous risquons fort de participer au blocage de la communication plutôt que de la favoriser.

Pour nous situer de manière correcte dans un tel système, il est beaucoup plus juste de

proposer une attitude d'ouverture :
accueillir l'inquiétude, reconnaître la tension, aider à mettre des mots sur le ressenti, proposer de soutenir la communication et toujours tenir compte de celui qui est absent dans la réponse que nous apportons :
« J'ai l'impression que vous êtes inquiet par rapport à ça… »
« C'est difficile pour vous de savoir qu'il sent bien qu'il va mourir ? »
« Comment est-ce que je peux vous aider par rapport à cette tension entre vous ? … Vous voulez qu'on en parle un peu à trois ? »
« Ça me semble important de lui dire que vous êtes inquiète… »
Encore une fois, rien ne peut remplacer la reconnaissance et l'accueil des émotions de chacun. Il n'y a pas de solutions à leur apporter, mais une présence, une attention qui permettent aux proches tout autant qu'au patient en fin de vie d'être entendu et reconnu dans sa souffrance.
Il est donc essentiel de créer des liens qui permettront aux proches de sentir en confiance et d'exprimer ce qu'ils vivent dans ces moments difficiles. Plus nous tenons compte de leurs souffrances, mieux nous les accompagnons, plus ils pourront être réellement proches du patient.

Le travail de deuil

(4), (8), (11), (22), (35), (38)

En tant que médecins généralistes, nous pouvons jouer un rôle privilégié par rapport aux personnes en deuil.
D'une part, notre fonction nous permet assez facilement de prendre des nouvelles de « ceux qui restent », d'entrer en contact avec eux, de leur parler.
D'autre part, dans le décours d'un décès ou d'une perte, après un temps plus ou moins long, nous pouvons être sollicités par des proches qui sont déprimés, qui présentent différents symptômes répétitifs ou plus ou moins en lien avec ceux du défunt.

Nous devons donc développer une attention à la problématique du deuil et de l'absence, pour répondre le mieux possible à l'appel des proches, qui deviennent à leur tour des patients et pour les aider dans leur cheminement. N'oublions pas que beaucoup de gens en deuil sont isolés par la société dans son ensemble, qui a bien du mal à réagir à leur tristesse, à leur angoisse, à leur désespoir : on évite de rencontrer les parents qui ont perdu un enfant, on ne sait que dire à une jeune dont le fiancé vient de se tuer et on ne l'invite plus nulle part, on n'hésite à prendre des nouvelles de quelqu'un dont on sait qu'il va mal...

Notre présence et notre écoute sont donc capitales.
Elles doivent avant tout manifester que le deuil et le chagrin sont des réalités normales, qui n'ont pas à faire l'objet, d'une manière trop rapide et insuffisamment critique, d'un processus de médicalisation.

Quelques repères peuvent nous aider à structurer l'aide possible et à reconnaître les problèmes éventuels. Ils ne doivent en aucun cas prendre la place de la parole du patient, mais bien l'aider à trouver une certaine cohérence dans ce qu'il sent et dans ce qu'il vit :

- **aider à ouvrir ou à ré-ouvrir une parole sur le deuil, sur la souffrance, sur la mort :**

  - reconnaître l'existence de ce que le proche vit, y compris de ses résistances à parler de ce qui est difficile
  - tenter de le comprendre et le manifester
  - n'avoir aucun jugement
  - ne pas sous-estimer la perte et éviter des phrases de réassurance telles que

« vous êtes jeune, vous vous remarierez... », « ne vous en faites pas, vous en ferez un autre de bébé... »
- ouvrir à des liens possibles entre certains symptômes et des deuils du passé (perte d'un proche, d'un idéal, d'un travail...).
- inviter à prendre soin de soi : le vécu émotionnel du deuil demande parfois beaucoup d'énergie, il fait suite à l'épuisement dû à l'accompagnement du défunt, et il semble parfois plus simple de se laisser mourir pour rejoindre celui ou celle qu'on aimait
- réaliser un génogramme pour mettre en évidence des deuils anciens, non résolus, qui encombrent celui qui les vit et le rend incapable de s'adapter à toute nouvelle séparation
- ...

- **accepter de faire de la rencontre (consultation ou visite) un réceptacle pour les émotions de la personne en deuil**

  - l'inviter à exprimer ses émotions, entre autres de la colère, de la peur, une tristesse profonde, un sentiment d'injustice, de la culpabilité, ...
  - la rassurer quant à la normalité de ses sentiments
  - insister sur l'importance de les exprimer plutôt que de les cacher, tout en acceptant que chacun les exprime de manière différente : parfois par une logorrhée, de l'hyperactivité, une perte d'appétit . Ce qui est important, c'est d'accepter et de reconnaître qu'il s'agit de l'expression d'une souffrance
  - aider chacun à trouver les manières qui lui conviennent pour exprimer ses émotions (oralement, dans la solitude, dans un groupe pour personnes en deuil, en écrivant, en dessinant quand il s'agit d'enfants, ...)
  - apprendre à ne pas se laisser envahir par la tristesse du patient ou à ne pas se sentir l'objet de sa révolte ou de son agressivité : cela demande un travail intérieur, de notre part aussi !
  - ...

- **aider à considérer le temps du deuil comme un temps de cicatrisation d'une blessure, celle de la perte.**

  - expliquer que, comme toute autre blessure, elle peut avoir besoin de soins et nécessiter une aide
  - soutenir la personne en deuil pour l'aider à accepter progressivement la réalité de la perte

- parler du deuil comme d'un cheminement, d'un processus, d'un travail qui permet d'intégrer la perte dans sa propre vie.
- expliquer qu'il est garant d'un non-oubli (beaucoup de patients préviennent qu'ils ne veulent pas oublier), et qu'il permet de préserver ou de retrouver son équilibre intérieur
- parler de la réorganisation de l'entourage, de la famille, de l'adaptation parfois difficile à un nouveau fonctionnement
- ouvrir à l'idée et à la réalité d'un autre type de relation, plus intérieure, avec la personne décédée
- parler du lâcher-prise nécessaire pour pouvoir ensuite, redécouvrir autrement ce qu'on a accepté d'abandonner
- laisser du temps au temps...
- ...

La **parole**, l'expression des **émotions** et le **temps** sont ainsi trois dimensions essentielles pour que chacun puisse vivre, à son propre rythme, les deuils qu'il a à faire.

A travers ces trois dimensions, on perçoit les différentes étapes classiquement décrites dans le deuil :
- le choc
- le déni
- la colère
- le marchandage
- la tristesse, la dépression
- l'acceptation.

Elles sont parfois rassemblées en :
- phase de choc, de sidération, de déni
- phase de recherche du défunt
- phase de déstructuration
- phase de restructuration

Il est important de les utiliser comme des repères, pour aider à la compréhension du processus de deuil, mais de ne les considérer en aucun cas comme des étapes obligées, que ce soit dans leur existence, leur expression ou leur chronologie.

En tant que soignants, nous devons également avoir notre attention attirée par l'importance des rites autour de la mort.

Ils permettent par exemple
- de la préparer, de l'anticiper
- de faire mémoire, de maintenir un lien entre les vivants et les morts, mais aussi de séparer le « territoire » des uns et des autres
- de laisser une trace, une « archive extérieure » destinée à protéger le mort de l'oubli
- de socialiser le souvenir de celui qui a disparu et ainsi d'intégrer de manière plus large la présence-absence de ce défunt
- de satisfaire un besoin de continuité, de se préoccuper de ses origines
- …

C'est précisément en attestant de la séparation inévitable, mais aussi en instaurant un lien de continuité, qu'ils inscrivent la mort dans l'existence et qu'ils participent, pour chacun, à la recherche de ce qui donne du sens.

La situation du patient dans les soins continus

Il est souvent indispensable de réfléchir à la place du patient dans son histoire médicale.

Un diagramme peut nous aider à le situer dans l'ici et maintenant. Centré sur un interface d'échanges interdisciplinaires, il montre comment peuvent s'articuler la philosophie des soins curatifs et celle des soins palliatifs, et il inscrit le patient dans des soins continus.

Il peut être utile dans les réunions proposées aux différents soignants et quand des décisions difficiles doivent être prises (cf aussi grilles d'analyse de la situation p. 219).

NOTION DE SOINS CONTINUS

Philosophie des soins curatifs

Perméabilité

INTERFACE D'ÉCHANGES INTERDISCIPLINAIRES

Philosophie des soins palliatifs

Perméabilité

Confort et qualité de vie | Phase ultime | Mort | Corps mort | Deuil

Premiers symptômes
Première consultation
Examens complémentaires
Diagnostic
Traitement
Premières rechutes

Tableau J-M. GOMAS, complété par M. MARION

Les grilles d'aide à la décisison en éthique clinique

(3), (7), (16), (37)

Dans le but de mettre le patient au centre du processus et de répondre le mieux possible à l'appel qu'il nous adresse, il est important d'associer une triple compétence : scientifique, relationnelle, éthique.

Cette compétence éthique peut s'exprimer au quotidien dans une attitude qui permette à chacun de s'engager comme acteur dans la réalité de ce qu'il vit.

Parfois, elle est sollicitée pour résoudre des problèmes, pour réagir à des difficultés, pour prendre des décisions.

Il nous semble alors qu'elle doit s'appuyer sur une démarche qui associe, qui fait dialoguer
- l'écoute du patient, de son histoire, de son vécu, de sa demande, ainsi que de ses proches
- l'écoute de soi-même en tant que soignant : nos perceptions, nos émotions, nos préjugés, ...
- la mise en contexte des valeurs, des principes, des repères théoriques de l'éthique clinique.

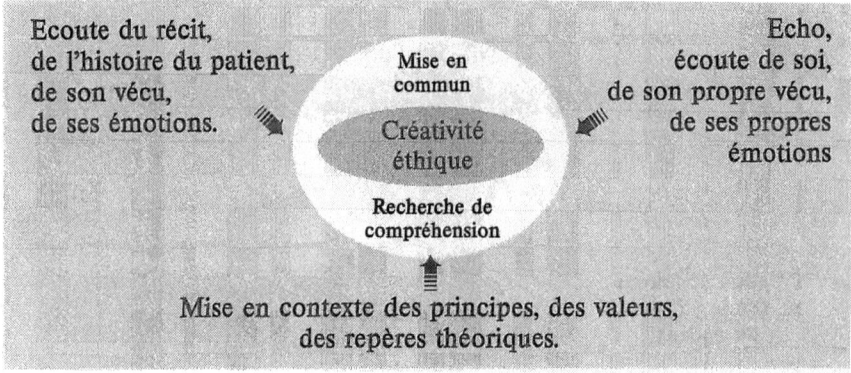

L'éthique narrative qui donne à l'histoire du patient et à son récit une place capitale, cherche précisément comment un patient et des soignants peuvent construire ensemble une histoire qui ait du sens.

L'expérience montre que dans des situations difficiles, le jugement spontané que portent les soignants sur les différents intervenants (le patient, ses proches, les collègues) est souvent très présent et très encombrant.
Pour éviter le cul-de-sac de ce jugement spontané, il est capital qu'en tant que soignants, nous commencions par accueillir nos propres émotions par rapport à un patient, à une situation, à un récit, et que nous les partagions dans un véritable dialogue où chacun est accepté et respecté dans sa différence.

Il devient alors beaucoup plus facile de passer à une autre étape, qui est celle d'une prise de distance, d'une discussion où on considère tous les facteurs en cause, où on tente de comprendre, où on cherche à exercer un discernement éthique, à évaluer une situation, à la juger de manière réfléchie, argumentée, pour arriver à donner du sens à une décision et à une action.

Cette **démarche** peut être schématisée ainsi :

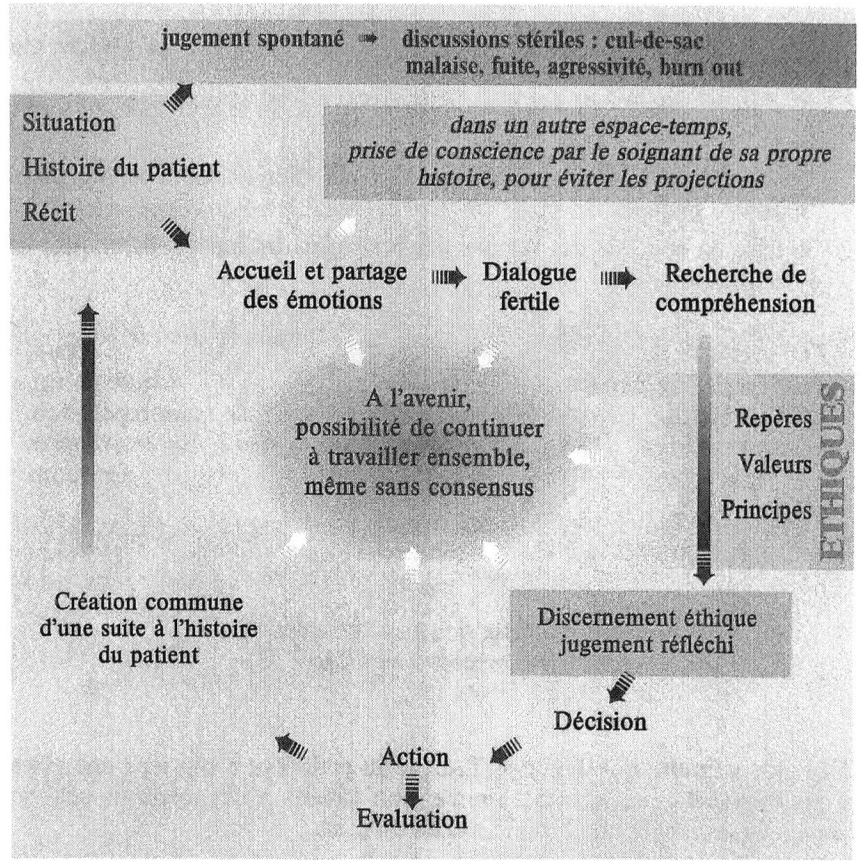

Pour garantir le caractère éthique d'une discussion à propos d'une situation difficile, différentes méthodes ont été mises au point, en particulier des **grilles d'analyse de situations.**

Elles permettent
- de considérer tous les facteurs en cause,
- de faire appel au dialogue,
- d'articuler la subjectivité de chacun et l'objectivité de la situation,
- de réfléchir à la pertinence de privilégier telle ou telle valeur,
- de cheminer vers une décision dont on comprend le sens et qui, même si elle ne fait pas l'unanimité parmi les soignants concernés, leur permet de continuer à travailler ensemble.

Voici le plan de trois grilles d'analyse, deux canadiennes utilisables au moment de la prise de décision et une française destinée à une réflexion à posteriori.

En pratique, la présence d'un animateur qui s'est formé en éthique clinique, qui connaît la grille choisie et qui peut expliciter chaque étape est très aidante pour en faire un véritable outil au service de la créativité éthique.

Méthode du Centre Hospitalier Côte-des-Neiges de Montréal
(Céline Crowe et Guy Durand)

Etape 1 : # description des faits
- cliniques (maladie actuelle, affections concomitantes, fonctions mentales)
- psychosociaux (histoire du patient, dynamique familiale, volonté du patient, ses réactions face à la situation)

  # réactions de l'équipe de soins
  # identification de la question

Etape 2 : option spontanée de chacun
(prise de conscience personnelle, qu'on garde pour soi)

Etape 3 : identification des valeurs (morales, culturelles, spirituelles)
- du patient
- de la famille ou du groupe d'appartenance
- des intervenants (valeurs personnelles et professionnelles)

Etape 4 : identification du problème ou du dilemme éthique :
- dégager les valeurs en jeu
- identifier les valeurs qui sont en conflit

Etape 5 : recherche d'alternatives : énumérer
- toutes les options possibles (avec les aspects normatifs et légaux qui s'y rapportent)
- les valeurs qui sous-tendent chaque option
- les conséquences probables de chacune
- les arguments en rapport avec une priorité éventuelle à établir

Etape 6 : retour pour chacun à son option spontanée
(à faire personnellement)

Etape 7 : prise de décision (avis) : - recommandation
                                                - justification

Méthode de Hubert Doucet (Montréal)

Etape 1 : dans la situation clinique présentée, proposer 3 scénarios possibles :
- Choix 1 :
- Choix 2 :
- Choix 3 :

Pour chacun des choix, suivre les étapes 2, 3 et 4

Etape 2 : analyser, pour le scénario retenu dans ce choix :
- le pronostic médical possible
- les conséquences à d'autres plans : effets à long terme sur la vie du patient ou de sa famille, coût pour la société, risque de crise dans l'équipe, ...

Etape 3 : pour ce même scénario en discussion, examiner
- les valeurs qui sont privilégiées
- les valeurs qui sont négligées

Etape 4 : nommer, pour le scénario en discussion, la valeur, le fondement éthique qui permettrait de le retenir

Etape 5 : après avoir discuté des 3 scénarios, choisir l'option qui paraît la meilleure et indiquer les motifs de cette préférence.

Quand un groupe de soignants veut s'engager pendant un certain temps dans une réflexion éthique et dans une recherche de discernement par rapport à des situations difficiles, il peut être très enrichissant d'utiliser une approche a posteriori dont nous vous présentons un exemple ci-après (grille du CEM de Lille). Partant toujours du récit d'une situation terminée, cette approche permet de l'analyser, mais aussi d'aider chacun à ouvrir un espace de réflexion et à développer son argumentation éthique.

Grille d'analyse de la situation du Centre d'Ethique Médicale (Lille)

1° Analyse de la situation
- Quel est le contexte (temps, lieu, circonstances) ?
- Quels sont les acteurs ? Quelles relations entretiennent-ils les uns avec les autres ?
- Quels sont les antécédents de cette situation ?
- Qu'est-ce qui fait problème du point de vue humain ? Du point de vue éthique ?
- Pour qui la situation fait problème ? Pour les personnes présentes ?
  Pour les personnes absentes ? Pour vous-mêmes ?

2° Les orientations possibles envisageables ou qui auraient dû être envisagées
- Liste des orientations
- Conséquences prévisibles de chacune des orientations pour chaque personne concernée.

3° Les critères d'argumentation
- Raisons cliniques
- Raisons éthiques (normes, valeurs)
- Raisons juridiques, déontologiques
- Raisons psychologiques
- Raisons économiques, politiques

4° Créativité de la conscience morale
Inventer la meilleure «solution» possible compte-tenu des contraintes cliniques, juridiques, déontologiques, psychologiques, culturelles, éthiques.
C'est-à-dire tenir compte de la balance Bénéfice/Risques ou
Avantages/Inconvénients.
Si c'est impossible, trangresser une contrainte clinique, juridique, culturelle, éthique et inventer la meilleure solution possible ou au moins la moins mauvaise.

5° Evolution
- En quoi le choix a-t-il promu ou non l'humanité des personnes concernées ?
- Quelles sont ou pourraient être les conséquences du choix sur la vie sociale ? En quoi ce choix promeut-il ou non le bien-vivre ensemble ?
- Quelle cohérence note-t-on entre la fin poursuivie et les moyens mis en oeuvre ?

Ces différentes méthodes, qui ont des éléments en commun, permettent de donner une dimension éthique à la prise de décision.

Elles constituent autant d'outils qui nécessitent du temps et qui structurent la réflexion.

Si elles objectivent et concrétisent la prise de distance nécessaire par rapport aux situations difficiles, elles n'ont pas l'ambition de tout résoudre.

En ne débouchant pas toujours sur un consensus, en n'indiquant pas toujours la décision à prendre, en ne dissipant pas tous les doutes ni toutes les incertitudes, elles nous rappellent avec force toute l'exigence de questionnement que constitue l'éthique.

Il ne s'agit pas de supprimer l'incertitude, mais de l'apprivoiser.

Au-delà de leur aide ponctuelle, par la réflexion à laquelle elles invitent, elles doivent nous rappeler la nécessité de développer une attitude éthique dans le quotidien de notre pratique.

L'accompagnement spirituel

Pourquoi parler de la spiritualité en dernière page, si ce n'est pour revenir, comme dans un mouvement circulaire, à la toute première, la page de couverture ?

Nous l'aimons dans ce qu'elle nous dit de l'ouverture, de la liberté, de l'espace.
Dans la place qu'elle fait à ce qui est en-deça et à ce qui est au-delà.
Dans l'invitation à l'attention qu'elle nous adresse.
Attention au temps nécessaire pour préparer l'envol.
Au projet de ne rien retenir.
Au corps qu'il faut abandonner pour entrer dans une autre dimension, pour rejoindre l'univers.

Cette autre dimension, qui nous rappelle la part d'éternité qui est en nous, nous pouvons en faire l'expérience avec beaucoup d'intensité à certains moments de notre vie, en particulier dans la rencontre de la beauté.
Les quelques photos qui ponctuent ce livre sont là pour le rappeler.

Mais dans les autres pages, la spiritualité se manifeste également, comme elle peut le faire dans tout accompagnement d'un patient en fin de vie.

Si quelqu'un prépare une montgolfière pour faire le tour du monde, il sait qu'à bord, une grande technologie est nécessaire.
Mais elle n'est pas un but en soi.
Elle permet tout simplement de mieux s'inscrire dans le souffle du vent.

Il en va de même des différentes compétences que nous pouvons acquérir pour mieux répondre à l'appel de celui qui souffre.
Elles prennent tout leur sens si elles nous rendent plus disponibles à la rencontre, plus ouverts à la réciprocité, plus transparents à la vie.

Elles constituent en quelque sorte les sources de l'instant.

Bibliographie

LIVRES

1. BUCKMAN R., *S'asseoir pour parler. L'art de communiquer de mauvaises nouvelles aux malades*, Inter Editions, Paris, 1994, 211 p.
2. CENTRE BELGE d'INFORMATION PHARMACOTHERAPEUTIQUE, *Répertoire commenté des médicaments*, Gand, 14ème édition, 2000, 365 p.
3. CENTRE D'ETHIQUE MEDICALE (Lille), *Manuel de soins palliatifs*, nouvelle édition, Paris, Dunod, 2001.
4. DECHAUX J.H., HANUS M., JESU F., et coll., *Les familles face à la mort*, Ed. L'esprit du temps, 1998, 331 p.
5. DECHENE G., DUCHESNE M., MEGIE M.F., ROY M., *Précis pratique de soins médicaux à domicile*, EDISEM-FMOQ, Montréal, 2000, 533 p.
6. DECKERS C., JACOB M.J., MARKSTEIN C., *Guide médicamenteux pratique en médecine palliative*, Warner-Lambert, Bruxelles, 1991, 50 p.
7. DURAND G., *Introduction générale à la bioéthique*, fides (Cerf), Montréal, 1999
8. FAURE C., *Vivre le deuil au jour le jour*, Albin Michel, Paris, collection J'ai lu, 1995.
9. GAGNON-BROUSSEAU N., LABBE N., LEVEILLE G., *Les soins de la bouche*, Maison Michel Sarrazin, Québec, 1995.
10. GOMAS J.M., *Le malade en fin de vie et le généraliste. Guide thérapeutique pour le cancer et le sida*, Pharmacia et Upjohn, Paris, 1998, 220 p.
11. KEIRSE M., *Faire son deuil, vivre un chagrin*, De Boeck et Belin, Bruxelles, 2000, 260 p.
12. NERON A et coll., *Guide pratique des soins palliatifs*, Association des Pharmaciens des Etablissements de Santé du Québec, Montréal, 1998, 201 p.
13. OOSTERBOSCH C. et coll. *Traité des actes techniques en médecine générale*, Les nouveaux généralistes, Herstal, 1990, 419 p.

ARTICLES

14. BAUM M., *Importance et limites de la transparence et de la vérité dans une équipe mobile de soins palliatifs*, journée ECU de l'UCL, Ottignies, octobre 98.
15. BIGONNESSE J.M., MARTEL G., *L'annonce d'une mauvaise nouvelle*, in Collège des médecins du Québec, Montréal, 1997, pp 3-12.
15'. BLANCHET V. et coll., *La sédation pour détresse en phase terminale. Recommandations de la Société Française d'Accompagnement et de Soins Palliatifs*, 8e Congrès National de la S.F.A.P., Lille, juin 2002.

15". BOZZETTI F., BRUERA E. et al., *Guidelines on artificial nutrition versus hydratation in terminal cancer patients*, Nutrition, vol 12, n°3, 1996.
16. CADORE B., *Méthodologie en éthique clinique*, in Cahier Esphi n°10, FUNDP, Namur, juillet 1996, pp 1-29.
17. DESMEDT M., *L'évaluation des symptômes en soins palliatifs*, in Info-nursing n°80, Bruxelles, janvier 99, pp 16-19.
18. DUMONT-FRUYTIER M. *Soins des plaies et nouveaux pansements*, in Journal d'actualité dermatologiques belges, Bruxelles, juin 98.
19. GREGOIRE O. *Les voies alternatives d'administration des médicaments*, in Cancer : soins palliatifs, FMOQ, Montréal, avril 1995.
20. HANNICQ M., *Les familles ont-elles un rôle à jouer dans le contrôle des symptômes à domicile ?* in Info-nursing n°80, Bruxelles, janvier 99, pp 11-15.
20'. FONDRAS J.C., *La règle du double effet, son utilisation et ses limites en soins palliatifs terminaux*, in Info-Cara n°60, Genève, déc. 2000, pp. 5-13
21. FOUREZ B. , *Consultation par un tiers, à l'insu du patient*, in Situations difficiles en médecine générale, Grande Journée de la SSMG, Bruxelles, février 2000.
22. GOLDBETER E. , *Deuil et fantômes*, in Deuil et famille, le point de vue systémique, Cahiers critiques de thérapie familiale et de pratiques de réseaux n° 20, Ed. De Boeck Université, Bruxelles, 1998, pp 51-85.
23. JACOB M.J., *Métastases osseuses et douleurs, le point sur les traitements*, in Info-nursing n°80, Bruxelles, janvier 1999, pp 5-7.
24. MALLET D., *Savoir et pouvoir en soins palliatifs*, 6ème congrès national de la SFAP, Lyon, avril 1998.
25. MONTAGNE B., *La fêlure du temps*, in JALMALV n° 47, Grenoble, décembre 1996, pp 54-58.
26. ODIER C., *Du premier cri au dernier souffle*, in Info-kara, Genève, juin 1995.
27. PILLOT J., *La famille et l'accompagnement en phase terminale*, JALMALV n°3, Grenoble, décembre 1985, pp 4-12.
28. PILLOT J., *Travail de deuil du malade en phase terminale*, JALMALV n° 34, Grenoble, septembre 1993, pp 59-67.
29. STEINER N., *Médecine et soins palliatifs*, Echelle d'évaluation des symptômes selon Edmonton, in Lettre de l'Association des Médecins du canton de Genève n° 10, Carouge, décembre 1997.
30. STEINER N., *Médecine et soins palliatifs*, Evaluation de la douleur, in Lettre de l'Association des Médecins du canton de Genève n° 1, Carouge, janvier 1998.
31. STEINER N., *Médecine et soins palliatifs*, Traitement de la douleur : principes généraux, in Lettre de l'Association des Médecins du canton de Genève n° 4, Carouge, avril 1998.

32. STEINER N., *Médecine et soins palliatifs*, Nausées et vomissements chez les patients cancéreux, in Lettre de l'Association des Médecins du canton de Genève n° 6, Carouge, juin 1998.
33. THYS F., LAMBERT M., *Sémiologie du petit bassin*, Grande Journée de la SSMG, Bruxelles, février 2000.
34. VIDAL S., *Faut-il dire la vérité au malade ?*, conférence organisée par l'asbl DOMUS, Wavre, décembre 95.
35. VIDAL S., *Vivre les deuils, une manière de rester vivant*, conférence organisée par la Haute Ecole R. Schuman et différentes associations de soins palliatifs de la province de Luxembourg, Libramont, octobre 1997.

TEXTES DES ATELIERS RAMPE

36. BOLLY C. *L'écoute : quelques repères*
37. BOLLY C. *Introduction à la réflexion éthique*
38. BOLLY C. *L'accompagnement psycho-social ; questions philosophiques et spirituelles*
39. BOUCKENAERE D. *Les symptômes respiratoires*
40. BOUCKENAERE D. *Les situations particulières*
41. BOUCKENAERE D. *Les symptômes génito-urinaires*
42. CHOTEAU B. *Les soins de bouche ; alimentation et hydratation*
43. GASPAR D. *Les symptômes digestifs*
44. GASPAR D. *Les soins de bouche ; alimentation et hydratation*
45. GASPAR D. *Les symptômes génito-urinaires*
46. GASPAR D. *Les problèmes cutanés ; œdème et lymphoedème*
47. GASPAR D. *Les troubles cognitifs, émotionnels, affectifs ; les troubles neurologiques*
48. HERMANNE J.P. *Les urgences et les situations particulières*
49. JACOB M.J. *La douleur*
50. MARION M. *La douleur*
51. PAYEN M.C. *Les soins de bouche ; alimentation et hydratation*
52. STROOBANT M. *La douleur*
53. STROOBANT M. *Les symptômes respiratoires*
54. STROOBANT M. *Les symptômes digestifs*
55. STROOBANT M. *Les troubles cognitifs, émotionnels, affectifs ; les troubles neurologiques*
56. VANHALEWYN M. *Les urgences et les situations particulières*

Index général

accompagnement 13, 15, 38, 77, 97, 101, 156, 174, 175, 176, 177, 179, 193, 194, 195, 198, 208, 210, 215, 226
accueil 39, 136, 193, 213, 220
acharnement thérapeutique 38
acidose 68, 69, 70, 88
adresses utiles 201, 202
aérosols 71, 72, 73, 76, 81, 82, 84, 85, 199
agitation 65, 70, **87 à 92**, 93, 105, 121, 128, 150, 173, 177, 199
agitation extrême 150, 153
agressivité 86, 105, 177, 210, 215, 220
anémie 69, 70, 88, 138, 139, 144
angoisse 46, 51, 53, 61, 66, 78, 91, 93, 128, 136, 149, 154, 156, 164, 179, 206, 207, 209, 212, 214
annonce d'une mauvaise nouvelle 95, 106, 206, 232
anorexie 57, 93, 112, 165, 179
anticipation 138, 143
anticiper 154, 155, 173, 195, 217
anxiété 13, 40, 57, 62, 64, 68, 70, 71, 77, 87, 88, 89, 91, **93 à 95**, 96, 99, 100, 105, 131, 132, 136, 146, 149, 152, 168, 197, 199
aphtes 109
argumentation 39, 46, 199, 200, 223, 224
ascite 54, 57, 65, 66, 69, 188
aspiration bronchique 79, 172
attention 13, 50, 53, 77, 78, 86, 87, 93, 96, 101, 111, 113, 126, 128, 159, 174, 176, 180, 199, 205, 206, 212, 213, 214, 217, 226
authenticité 66, 97, 106, 131, 177, 194, 206
autonomie 77, 95, 119, 128, 149, 164, 209
bouche douloureuse 108
bradypnée 152
bronchospasme 72, 73, 75, 81, 151
candidose 13, 29, 107, 110
carcinomatose méningée 163
carnet de liaison 194, 195, 199, 200, 212
céphalées 29, 34, 104, 121, 163
chagrin 176, 214, 232
chicots 107
chimiothérapie 13, 17, 66, 69, 71, 81, 110, 124, 157
chirurgie 32, 47, 48, 105, 147, 163
choix 23, 34, 35, 39, 46, 50, 55, 56
co-analgésiques 16, **28**, 134, 199
coalition niée 208, 212
cohérence 39, 91, 95, 205, 211, 214, 224
colère 13, 38, 86, 101, 136, 209, 215, 216
collaboration 37, 174, 175, 212
colostomie 48
communication 37, 93, 95, 98, 107, 110, 153, 156, 17, 178, 193, 195, 198, 211, 212, 213
compatibilité 184
compétence relationnelle 65, 176, 203, 211
compléments alimentaires 114
compression 13, 15, 29, 33, 36, 47, 52, 53, 57, 72, 73, 77, 81, 127, 138, 148, 150, 163, 165
compression médullaire 15, 57, 127, 163, 164, 165
confiance 39, 45, 171, 208, 213
conflit 79, 130, 222
confort 15, 22, 25, 26, 50, 57, 60, 63, 66, 68, 77, 78, 79, 87, 91, 99, 103, 107, 111, 113, 115, 118, 121, 123, 129, 130, 143, 147, 149, 155, 161, 165, 166, 169, 171, 173, 176, 189, 191, 195, 199, 200, 218
confusion 16, 21, 25, 29, 55, 70, 74, **87 à 92**, 99, 105, 112, 125, 128, 153, 165, 167, 176, 177
congé palliatif 228 à 230
consensus 92, 120, 123, 160, 220, 225
consentement 53, 155
constipation 13, 21, 25, 34, 49, **57 à**

61, 74, 88, 89, 112, 125, 163, 197, 199
contexte 7, 66, 71, 133, 165, 175, 179, 180, 199, 200, 219, 224
conversion 18, 26, 81
convulsions 104, **159 à 162**, 173
crevasses 107
croûtes 107, 109
culpabilité 98, 155, 164, 177, 209, 210, 215
décision 46, 48, 51, 79, 119, 120, 121, 122, 123, 126, 130, 155, 220, 221, 222, 225
décompensation cardiaque 70, 71
démarche systémique 210
démence 88, 99, 176, 178
dépendance 98, 137, 207
dépression 13, 88, 93, **96 à 98**, 99, 105, 112, 136, 167, 177, 179, 216
dérivation 48, 53, 77
déshydratation 57, 79, 88, **121 à 123**, 125, 138, 140, 148
détresse 150
deuil 129, 162, 164, 175, **214 à 217**, 233
dialogue 9, 37, 46, 51, 93, 98, 118, 119, 122, 137, 152, 155, 164, 175, 176, 179, 199, 200
diarrhée 57, **62**, 63, 99, 112, 121, 169, 179, 197
dignité 9, 37, 63, 126, 130, 143
dimension inconsciente 207
discernement 123, 220, 223
disponibilité 13, 131, 199, 200, 203, 206, 208, 212
dissymétrie 208
double effet 92, 154, 233
douleur **13 à 39**, 40, 45, 49, 50, 57, 59, 60, 63, 64, 65, 70, 88, 89, 93, 99, 107, 115, 121, 125, 132, 133, 134, 137, 138, 139, 140, 142, 143, 147, 152, 163, 167, 175, 177, 179, 187, 196, 197, 198, 199, 210, 233, 234
douleur neurogène 23, **33 à 36**
douleur nociceptive **16 à 30**
douleur somatique 15
douleur viscérale 15
douleur chronique 25
douleur osseuse 5, 28, 30, **31**, 134
douleur pelvienne 132, 133, 135

durée 15, 18, 31, 46, 92, 94, 115, 122, 128, 138, 168, 210, 229
dysphagie 5, **52**, 112, 115, 121
dyspnée 65, **68 à 79**, 86, 99, 137, 150, 151, 153, **154**, 156, 178, 199
dyspnée aiguë 150 à 156
dysurie 127
échelles d'évaluation 195, 196, 198
écoute active 9, 13, 37, 45, 50, 53, 56, 61, 63, 65, 66, 77, 86, 91, 95, 97, 100, 103, 105, 110, 118, 122, 126, 128, 129, 131, 134, 143, 146, 149, 154, 156, 158, 161, 163, 166, 168, 171, 173, **203**
écoute non sélective 7, **204**
écoute sélective 7, **204**
embolie pulmonaire 13, 69, 71, 81
émotions 13, 39, 51, 91, 97, 123, 174, 179, 204, 205, 208, 210, 212, 213, 215, 216, 219, 220
empathie 63, 78, 95, 97, 126, 136, 176
encombrant 205, 220
encombrement 151
enfant 174, 175, 214
entourage 14, 24, 37, 75, 91, 105, 130, 134, 155, 161, 166, 171, 172, 176, 216
entre-doses 21, 22, 25, 26, 27, 199
épanchement pleural 70, 81
épuisement 56, 63, 65, 70, 77, 86, 101, 176, 177, 215
équipe 22, 37, 48, 51, 91, 98, 194, 195, 211, 222, 223, 232
équivalence 25
escarre 59, 112, 115, 118, 121, 127, **138 à 143**, 149, 178, 199, 212
espace 38, 98, 136, 172, 201, 203, 205, 211, 220, 223, 226
état de choc 47, 132, 216
éthique 9, 39, 46, 47, 51, 53, 56, 61, 63, 65, 66, 77, 78, 79, 86, 89, 91, 92, 95, 98, 100, 103, 105, 110, 115, 117, 118, 119, 120, 123, 126, 128, 130, 131, 135, 143, 146, 149, 150, 153, 154, 156, 161, 164, 166, 168, 169, 171, 173, 209, 219, 220, 221, 222, 223, 224, 225, 232, 234
euthanasie 38, 39, 150, 153
évolution de la douleur 196
famille 45, 50, 51, 98, 111, 113, 115, 119, 146, 149, 155, 171, 175, 176, 199,

200, 206, 210, 211, 216, 222, 223, 228, 229, 233
fatigue 13, 16, 24, 65, 86, 93, 101, 167, 197, 198
fécaloïdes 51
fécalome 14, 57, **59**, 62, 88, 127
fibroscopie 52
fièvre 57, 69, 70, 88, 89, 99, 112, 159, **169 à 171**, 173, 179
formation 9, 39, 136, 140, 157, 204, 207
fragilité 150
futile 120
gastrostomie 48, 53, 117, 179
globalité 15, 193
grille d'aide à la décision 120, 123, **219 à 225**
haleine 110
hallucination 21, 104
hématurie **131**, 155
hémorragie 104, 150, 153, **157, 158**, 159
hémorragie, cataclysmique 150, 153
hoquet **54**, 56
humiliation 130
hydratation 46, 51, 79, 85, 107, 114, 119, **121 à 123**, 139, 141, 199, 234
hygiène buccale 50, **107 à 111**
hyperalgie 21
hypercalcémie 15, 40, 54, 57, 88, 96, **167 à 168**
hypercapnie 68, 69, 73
hypertension intracrânienne 40, 104
hyperthermie 68, 132
hypodermoclyse 50, 122, 123, 167, **187**, 199
hypokaliémie 57
hyponatrémie 40, 88, 159
hypotension 36, 55, 169, 184
hypoxémie 68, 69, 73, 88, 93
iléus **47**, 48, 50
image corporelle 112, 136
incertitude 225
inconfort 50, 57, 63, 66, 87, 99, 129, 143, 147, 149, 173, 195
incontinence urinaire 99, **129**, 178
information 9, 37, 50, 77, 78, 91, 98, 117, 123, 128, 137, 161, 193, 194, 195, 207, 211

injustice 38, 215
inquiétude 93, 213
insomnies 5, 13, 55, 93, 99 à 101
insuffisance hépatique 17, 88, 102, 147
insuffisance rénale 15, 18, 88, 144
interdisciplinarité 2, 37, 153, **193**, 194, 195, 196, 211, 217, 218
intérieur 136, 193, 205, 215, 216
intervention financière 228 à 230
intimité 57, 126, 137
jugement 9, 39, 95, 180, 193, 214, 220
kaliémie 48
kinésithérapie 77, 82, 85, 94, 138, 163, 199, 200
lait de poule 114
langage 38, 91, 119, 123
lien 17, 91, 95, 104, 203, 206, 211, 212, 214, 217
limite 14, 37, 38, 98, 146, 161, 162, 164, 193, 212, 232, 233
lymphangite carcinomateuse 69, 71, 72, 73, 75, 81
lymphoedème 13, 65, 138, 147, 234
maladie d'Alzheimer 176, 177
maladie de Parkinson 176
massages 94, 96, 148, 149, 199
mauvaise nouvelle 95, 106, **206, 207**, 232
mécanismes de protection 37, 206
médecin généraliste 51, 143, 175, 228
méningite carcinomateuse 88, 159, **165 à 166**
métastases cérébrales 104 à 106, 159
métastases hépatiques 29
métastases osseuses 31, 163, 233
mort 21, 37, 39, 96, 99, 105, 118, 136, 153, 165, 166, 172, 173, 174, 176, 203, 207, 210, 212, 214, 216, 217, 218, 232
moyens disproportionnés 92, 120, 155
mycose 52
myoclonies 5, 21, **102**, 103
mythes 21, 37
nausées 21, 25, 31, **40 à 46**, 99, 105, 112, 116, 121, 137, 143, 165, 167, 168, 179, 197, 199, 233

nécrose 107, 138
neurogène 15, 23, 30, 33, 59, 64, 125
neuropathie 33, 47
nociceptive 15, 16
non-concurrence 37
non-dit 13, 51
nourriture 46, 51, 110, 118, 119
nutrition 112 à 120
occlusion 29, 45, **47 à 51**, 59, 62, 65, 74, 185
oedème 33, 72, 81, 138, **147 à 149**
opioïde 18, 21, 31
panique 93, 156
papillon 20, 22, 23, 24, 49, 161, 167, 183, 187, 212
paralysie 81, 163, 164
paresthésies 15, 93
partage 9, 38, 39, 51, 79, 98, 123, 193, 194, 195, 211, 220
partenariat 106, 206, 207, 208
patch 25, 26, 27
périnée 62, 63, 64
perlèche 107, 108
personne âgée 175, 176
peur 37, 122, 123, 207
phase ultime 14, 70, 160, 170, **172, 173**, 218
piège 207, 212
polypnée 151
pompe à morphine 20
ponction 66, 71, 187, 188, 189, 191
ponction d'ascite 66, **188**
ponction pleurale 190
pousse-seringue 6, 20, 22, 23, 24, 29, 36, 43, 44, 45, 49, 50, 56, 65, 82, 90, 116, 154, 160, 173, **183, 184**
présence 13, 14, 47, 57, 62, 63, 77, 78, 89, 96, 97, 99, 100, 107, 131, 155, 156, 157, 158, 160, 168, 169, 172, 173, 176, 185, 188, 189, 190, 194, 198, 199, 200, 206, 207, 212, 213, 214, 217, 221
proches 14, 21, 24, 37, 39, 41, 46, 51, 53, 63, 65, 66, 77, 78, 79, 86, 87, 90, 91, 92, 93, 95, 98, 101, 105, 117, 118, 119, 122, 123, 130, 131, 137, 143, 147, 149, 152, 154, 156, 158, 161, 162, 164, 165, 166, 172, 173, 176, 177, 178, 193, 194, 195, 199, 200, 206, 209, **210 à 214**, 219, 220

proportionnalité des soins 92, 155
protection 2, 129, 130, 139
protocole de détresse 46, **150 à 156**
prurit 99, **144 à 146**, 179, 197, 198
pseudo-diarrhée 47
psychologique 13, 63, 71, 77, 96, 136, 146, 175, 199, 200, 229
pudeur 130, 212
pyorrhée 107
qualité 13, 39, 46, 53, 57, 63, 98, 99, 100, 107, 115, 119, 122, 136, 146, 175, 176, 177, 179, 193, 211, 218
radiothérapie 13, 32, 33, 44, 52, 62, 66, 69, 71, 73, 81, 89, 104, 105, 124, 147, 163
râles 70, 79, 172
réassurance 77, 95, 214
réflexion 9, 39, 46, 47, 51, 53, 56, 61, 63, 65, 66, 77, 78, 79, 82, 86, 89, 91, 95, 98, 100, 103, 105, 110, 115, 117, 118, 119, 120, 123, 126, 128, 130, 131, 135, 136, 143, 146, 149, 152, 155, 156, 158, 161, 163, 166, 168, 169, 171, 173, 174, 207, 221, 223
regard 9, 63, 89, 95, 126, 130, 136, 143
regrets 195, 210, 211
réhydratation 6, 91, 121, 122, 167, 187
relation 15, 37, 38, 39, 66, 95, 101, 106, 107, 110, 116, 121, 131, 137, 177, 193, 206, 208, 212, 216
relaxation 55, 77, 94, 96, 148
remboursement 31, 43, 44, 52, 53, 55, 62, 63, 110
respect 126, 137, 143
rétention urinaire 21, 34, 74, 87, 88, 89, 124, 125, **127**, 128, 129, 163
risques 29, 48, 92, 155
rites 176, 217
rythme 14, 25, 57, 61, 66, 70, 74, 106, 131, 174, 177, 206, 207, 208, 216
saignements 109, 142
sclérose en plaques 124, **177**
sclérose latérale amyotrophique **178**
sécheresse de bouche 34, 74, 125
sédation 34, 36, 48, 71, 74, 77, 79, 82, 90, 91, 92, 94, 117, 125, 138, **150 à 156**, 158

selles 24, 57, 58, 59, 63, 199
sens 15, 24, 37, 38, 39, 79, 86, 89, 105, 174, 177, 205, 212, 217, 219, 220, 221, 226
sexualité 124, 126, **136**, 179
sialorrhée 74, 107, 108, 178
sida 62, 112, 179, 232
soignant 77, 98, 100, 197, 205, 208, 219, 220
soins continus 175, 202, 217, 218
soins de bouche 29, 41, 52, 77, **107 à 111**, 116, 118, 122, 123, 199, 212, 234
solitude 9, 99, 208, 215
somnolence 21, 34, 43, 55, 104, 121, 167, 197, 198
sonde 19, 47, 48, 53, 115, 117, 118, 124, 125, 127, 128, 131, 137, **185, 186**, 199
sophrologie 94
souffle 56, 78, 156, 173, 226, 233
souffrance 9, 13, 30, 37, 39, 50, 95, 105, 118, 119, 121, 132, 136, 143, 146, 156, 161, 162, 164, 166, 173, 174, 176, 178, 199, 200, 206, 207, 208, 209, 210, 211, 213, 214, 215
spasmes vesicaux 124
spiritualité 226
sténose 52, 53, 128
stent 48, 53, 77
stomatite 108 à 111
stress 68, 88, 144
sub-occlusion 29, 47, 50, 65
sujet 129, 137, 149, 204, 206, 208
surdosage 21, 26, 88
symbolique 46, 51, 78, 91, 111, 118, 122, 126

syndrome 29, 49, 59, 69, 71, 73, 93, 165, 178
syndrome cave supérieur 71
syndrome de Cushing 49
système 15, 25, 196, 206, 210, 213
tassement vertébral 33
temps 9, 25, 26, 31, 37, 38, 39, 44, 45, 46, 61, 70, 78, 91, 93, 98, 100, 105, 116, 118, 119, 122, 128, 129, 130, 131, 155, 158, 164, 168, 172, 173, 176, 189, 193, 194, 195, 196, 197, 198, 199, 203, 205, 206, 208, 210, 211, 212, 214, 215, 216, 220, 223, 224, 226, 228, 229, 230, 232, 233
tendresse 101, 137, 212
ténesme **64**, 65, 74, **124**, 129
thrombose 13, 147, 149
titration 19, 23
toux 72, 75, 76, **80 à 86**, 99, 104, 163, 191, 197, 199
transit 47, 49
travail de deuil 175, **214 à 217**, 233
triangulation 212
troubles métaboliques 40, 70, 89, 139
tumeur bronchique primitive 71
ulcérations buccales 109
ulcère gastro-duodénal 16, 29
urémie 40, 54, 102, 159
urgence 46, 89, 133, 150 à 156, 163, 165, 166, 173, 199, 210
valeur 119, 219, 220, 222, 223, 224
vérité 66, 95, 106, 177, 206, 209, 232, 234
vomissements 16, 21, 25, 31, **40 à 46**, 47, 48, 49, 50, 51, 93
xérostomie 107, 108

Index des médicaments

acétate de médroxyprogestérone 116
acétylcystéine 82, 85
acétylhydrocodéine 83, 85
aciclovir 109
acide acétylsalicylique 16, 40, 57
acide folique 114
acide tranexamique 142, 155, 157, 158
adrénaline 109, 142, 157
alginate 53, 141, 142
alizapride 42, 44
alpha bloquant 127
alprazolam 89, 94, 99
amitriptyline 30, 34, 64, 96, 125
amphétamine 88, 93, 159
analgésique 21, 23, 36, 97, 125, 142, 159
analogues de la LH-RH 127
anesthésique 71, 72, 75, 81, 84, 85, 157
anthraquinone 58
anti-H2 28, 49, 52, 53
anti-inflammatoire non stéroïdien 21, 28, 31, 40, 49, 57, 88, 142, 148
antibiotique 62, 72, 76, 85, 128, 142, 149, 170
anticholinergique 44, 45, 49, 57, 64, 76, 85, 108, 125
anticonvulsivant 33, 35, 55
antidépresseur 13, 28, 30, 33, 41, 88, 102, 108, 159
antidopaminergique 102
antiémétique 29, 41, 49, 57, 74
antihistaminique 40, 42, 43, 145
antimycotique 29, 52
antipyrétique 16, 17, 29, 170
antireflux 53
antisécrétoire 53
antisérotoninergique 40, 42, 44
antispasmodique 53, 74, 134
antitussif 17, 83, 84, 85

atropine 74, 88
baclofène 35, 55
barbiturique 54, 99, 159
benzodiazépine 29, 36, 41, 46, 54, 75, 93, 94, 108, 150 à 156, 159
ß-2 mimétique 76
biphosphonate 28, 30, 31, 168
bisacodyl 58
bromhexine 82, 85
bronchodilatateur 72, 76
brotizolam 100
bupivacaïne 75, 81, 84
butylscopolamine 42, 44, 49, 53, 64, 125, 134, 172
caféine 17, 99
calcitonine 31, 168
carbamazépine 18, 34
carbocystéine 82, 85
chlorhydrate d'épinéphrine 142
chlorhydrate d'hydromorphone 27
chlorpromazine 43, 55, 64, 125
chlorure d'hydroxyzine 100
chlorure de benzalkonium 139
cimétidine 88, 96, 168
cisapride 42, 43, 45
citalopram 30, 35, 97
clindamycine 142
clobutinol 83, 85
clodronate 31, 168
clomipramine 97
clonazépam 34, 55, 102, 160
clonidine 36
clorazépate dipotassique 152, 153
codéine 16, 17, 18, 26, 57, 60, 63, 83, 85
colestyramine 145
dexaméthasone 36, 42, 48, 50, 73, 89, 104, 116, 134, 145, 148, 163, 184
dextrométhorphane 83
dextropropoxyphène 16, 18
diazépam 29, 75, 89, 90, 94, 103, 152, 154, 160, 161, 184

dihydrocodéine 17, 83, 85
diméthoxanate 83, 85
diphénhydramine 42, 43
diphénylméthane 58
diurétique 66, 76, 81, 85, 108, 148, 167
docusate sodique 58
dompéridone 42, 43, 45, 116
doxépine 145
émollient 50, 58, 144
épinéphrine 36, 142
étamsylate 109, 157
éthylmorphine 83, 85
étiléphrine 36
fentanyl 16, 19, 25, 26, 27
fibres 15, 33, 49, 50, 58, 63, 124
flavoxate 125
fluconazole 52, 110
fluoxétine 97
gabapentine 34, 35, 36, 161
gastrokinétique 40, 42, 43, 45, 48, 50, 116
glycérine 24, 58, 59, 108
glycopyrrolate 74, 82, 85, 108, 125, 184
goséréline 127
halopéridol 24, 42, 43, 45, 49, 50, 55, 90
héparine à bas poids moléculaire 149
hexamidine 139
huile de paraffine 58, 109
hydrate de chloral 100
hydrocellulaire 141
hydrocodone 84, 85
hydrocolloïde 140
hydrogel 141
hydromorphone 27
hydroxyzine 145, 184
hypochlorite de sodium 139
IPP 28, 49, 52, 53
itraconazole 52, 110
lactulose 58, 60
lamitrogine 34
laxatif 50, 58, 59, 60

lévomépromazine 36, 42, 43, 64, 90, 100
lidocaïne 56, 75, 81, 84, 142, 159, 190
lithium 88
lopéramide 47, 49, 50, 62
lorazépam 24, 29, 75 ,89, 94, 99, 103, 158, 184
lormétazepam 100
médroxyprogestérone 116
méprobamate 100
métamizole sodique 170
méthylprednisolone 31, 43, 48, 52, 73, 81, 104, 116, 134, 151, 163, 170
métoclopramide 42, 43, 44, 45, 55, 116, 184
métronidazole 110, 142
miansérine 100
miconazole 52, 110
midazolam 46, 50, 56, 59, 75, 90, 94, 142, 150, 153, 154, 160
misoprostol 28, 49
morphine 16, 18, 19, 20, 21, 22, 23, 24, 25, 26, 27, 34, 37, 39, 40, 45, 46, 49, 50, 59, 60, 62, 65, 71, 72, 73, 74, 76, 88, 102, 108, 109, 134, 142, 150, 153, 154, 165, 172, 183, 184, 199, 212
mucolytique 76, 82, 84, 85
myorelaxant 29, 35, 55
naloxone 24, 25
nandrolone 116
naproxène 168
neuroleptique 40, 42, 43, 102, 108, 145
nifédipine 55, 65
nitrate d'argent 142
octréotide 49, 62, 184
ondansétron 42, 44, 47
osmotique salin 58
osmotique sucré 58
oxybutynine 64, 125
oxygène 71, 72, 75, 78
pamidronate 31, 168
pansement gastrique 52
pansement colique 63
paracétamol 17, 18, 21, 142, 170, 173

paroxétine 30, 35, 97, 145
phénobarbital 103, 160
phénytoïne sodique 35
phloroglucinol 134
piroxicam 168
polyvidone iodée 110, 139, 148
progestatif 116
prométhazine 42 , 43
prothipendyl 100
ranitidine 88
rifampicine 145
scopolamine 24, 42, 44, 46, 49, 74, 77, 79, 82, 85, 88, 125, 151, 153, 172, 184, 199
sertraline 30, 35, 97
sérum physiologique 25, 60, 73, 76, 109, 139, 142
spasmolytique 17, 50
stabilisateur de membranes 33

stéroïdes anabolisants 116
sucralfate 28, 49, 53, 109, 157
teinture d'opium 62
térazocine 127
tétrazépam 32, 55, 100, 103
thébacone 84, 85
tiémonium 134
tilidine 16, 18
tramadol 16, 18, 26, 60
trazodone 97, 100
triptoréline 127
valproate sodique 34, 102
venlafaxine 30
zaléplon 100
zolpidem 100
zopiclone 100

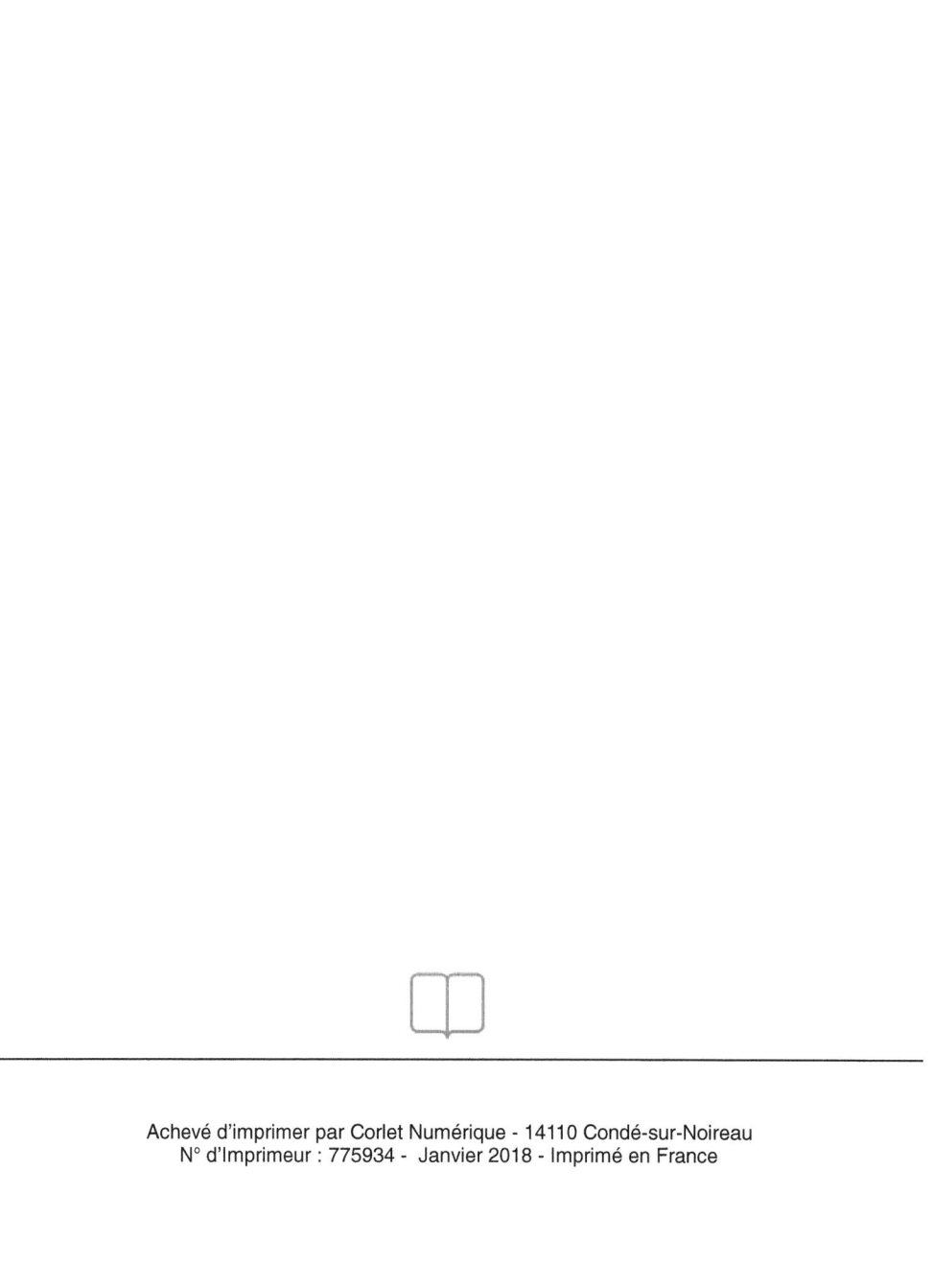

Achevé d'imprimer par Corlet Numérique - 14110 Condé-sur-Noireau
N° d'Imprimeur : 775934 - Janvier 2018 - Imprimé en France